U0307682

新世纪全国中医药高职高专规划教材

足部反射区美容保健疗法

（供康复、美容及相关医学专业用）

主　编　陈家兴　（广西中医学院）

副主编　廖品东　（成都中医药大学）

　　　　董宝强　（辽宁中医药大学）

主　审　杭雄文　（中国足部反射区健康法研究会）

中国中医药出版社

·北　京·

图书在版编目（CIP）数据

足部反射区美容保健疗法/陈家兴主编．—北京：中国中医药出版社，
2007.7（2016.7重印）
新世纪全国中医药高职高专规划教材
ISBN 978-7-80231-180-0

Ⅰ. 足… Ⅱ. 陈… Ⅲ. 足－按摩疗法（中医）－高等学校；
技术学校－教材 Ⅳ. R244.1

中国版本图书馆 CIP 数据核字（2005）第 102210 号

中 国 中 医 药 出 版 社 出 版
北京市朝阳区北三环东路 28 号易亨大厦 16 层
邮政编码：100013
传真：64405750
河北省欣航测绘院印刷厂印刷
各地新华书店经销
*
开本 787×1092 1/16 印张 9 彩插 0.5 字数 168 千字
2007 年 7 月第 1 版 2016 年 7 月第 7 次印刷
书 号 ISBN 978-7-80231-180-0
*
定价：14.00 元
网址 www.cptcm.com

如有质量问题请与本社出版部调换
版权专有 侵权必究
社长热线 010 64405720
读者服务部电话：010 64065415 010 84042153
书店网址：csln·net/qksd/

全国高等中医药教材建设
专家指导委员会

名誉主任委员　李振吉（世界中医药学会联合会副主席）

　　　　　　　邓铁涛（广州中医药大学　教授）

主 任 委 员　于文明（国家中医药管理局副局长）

副 主 任 委 员　王永炎（中国中医科学院名誉院长　中国工程院院士）

　　　　　　　高思华（国家中医药管理局科技教育司司长）

委　　　　员　（按姓氏笔画排列）

　　　　　　　马　骥（辽宁中医药大学校长　教授）

　　　　　　　王绵之（北京中医药大学　教授）

　　　　　　　王　健（安徽中医学院党委书记、副院长　教授）

　　　　　　　王　华（湖北中医学院院长　教授）

　　　　　　　王之虹（长春中医药大学校长　教授）

　　　　　　　王北婴（国家中医药管理局中医师资格认证中心　主任）

　　　　　　　王乃平（广西中医学院院长　教授）

　　　　　　　王新陆（山东中医药大学校长　教授）

　　　　　　　尤昭玲（湖南中医药大学校长　教授）

　　　　　　　石学敏（天津中医药大学教授　中国工程院院士）

　　　　　　　尼玛次仁（西藏藏医学院院长　教授）

　　　　　　　龙致贤（北京中医药大学　教授）

　　　　　　　匡海学（黑龙江中医药大学校长　教授）

　　　　　　　任继学（长春中医药大学　教授）

　　　　　　　刘红宁（江西中医学院院长　教授）

　　　　　　　刘振民（北京中医药大学　教授）

　　　　　　　刘延祯（甘肃中医学院院长　教授）

　　　　　　　齐　昉（首都医科大学中医学院院长　教授）

　　　　　　　严世芸（上海中医药大学　教授）

　　　　　　　孙塑伦（国家中医药管理局医政司　司长）

　　　　　　　杜　健（福建中医学院院长　教授）

李庆生（云南中医学院院长　教授）

李连达（中国中医科学院研究员　中国工程院院士）

李佃贵（河北医科大学副校长　教授）

吴咸中（天津医科大学教授　中国工程院院士）

吴勉华（南京中医药大学校长　教授）

张伯礼（天津中医药大学校长　中国工程院院士）

肖培根（中国医学科学院教授　中国工程院院士）

肖鲁伟（浙江中医药大学校长　教授）

陈可冀（中国中医科学院研究员　中国科学院院士）

周仲瑛（南京中医药大学　教授）

周　然（山西中医学院院长　教授）

周铭心（新疆医科大学副校长　教授）

洪　净（国家中医药管理局科技教育司副司长）

郑守曾（北京中医药大学校长　教授）

范昕建（成都中医药大学党委书记、校长　教授）

胡之璧（上海中医药大学教授　中国工程院院士）

贺兴东（世界中医药学会联合会　副秘书长）

徐志伟（广州中医药大学校长　教授）

唐俊琦（陕西中医学院院长　教授）

曹洪欣（中国中医科学院院长　教授）

梁光义（贵阳中医学院院长　教授）

焦树德（中日友好医院　教授）

彭　勃（河南中医学院院长　教授）

程莘农（中国中医科学院研究员　中国工程院院士）

谢建群（上海中医药大学常务副校长　教授）

路志正（中国中医科学院　教授）

颜德馨（上海铁路医院　教授）

秘书长　　　　王　键（安徽中医学院党委书记、副院长　教授）

洪　净（国家中医药管理局科技教育司副司长）

办公室主任　　王国辰（中国中医药出版社社长）

办公室副主任　范吉平（中国中医药出版社副社长）

前　言

随着我国经济和社会的迅速发展，人民生活水平的普遍提高，对中医药的需求也不断增长，社会需要更多的实用技术型中医药人才。因此，适应社会需求的中医药高职高专教育在全国蓬勃开展，并呈不断扩大之势，专业的划分也越来越细。但到目前为止，还没有一套真正适应中医药高职高专教育的系列教材。因此，全国各开展中医药高职高专教育的院校对组织编写中医药高职高专规划教材的呼声愈来愈强烈。规划教材是推动中医药高职高专教育发展的重要因素和保证教学质量的基础已成为大家的共识。

"新世纪全国中医药高职高专规划教材"正是在上述背景下，依据国务院《关于大力推进职业教育改革与发展的决定》要求："积极推进课程和教材改革，开发和编写反映新知识、新技术、新工艺和新方法，具有职业教育特色的课程和教材"，在国家中医药管理局的规划指导下，采用了"政府指导、学会主办、院校联办、出版社协办"的运作机制，由全国中医药高等教育学会组织、全国开展中医药高职高专教育的院校联合编写、中国中医药出版社出版的中医药高职高专系列第一套国家级规划教材。

本系列教材立足改革，更新观念，以教育部《全国高职高专指导性专业目录》以及目前全国中医药高职高专教育的实际情况为依据，注重体现中医药高职高专教育的特色。

在对全国开展中医药高职高专教育的院校进行大量细致的调研工作的基础上，国家中医药管理局科教司委托全国高等中医药教材建设研究会于2004年6月在北京召开了"全国中医药高职高专教育与教材建设研讨会"，该会议确定了"新世纪全国中医药高职高专规划教材"所涉及的中医、西医两个基础以及10个专业共计100门课程的教材目录。会后全国各有关院校积极踊跃地参与了主编、副主编、编委申报、推荐工作。最后由国家中医药管理局组织全国高等中医药教材建设专家指导委员会确定了10个专业共90门课程教材的主编。并在教材的组织编写过程中引入了竞争机制，实行主编负责制，以保证教材的质量。

本系列教材编写实施"精品战略"，从教材规划到教材编写、专家审稿、编辑加工、出版，都有计划、有步骤地实施，层层把关，步步强化，使"精品意识"、"质量意识"始终贯穿全过程。每种教材的教学大纲、编写大纲、样稿、全稿都经专家指导委员会审定，都经历了编写启动会、审稿会、定稿会的反复论证，不断完善，重点提高内在质量。并根据中医药高职高专教育的特点，在理论与实践、继承与创新等方面进行了重点论证；在写作方法上，大胆创新，使教材内容更为科学化、合理化，更便于实际教学，注重学生实际工作能力的培养，充分体现职业教育的特色，为学生知识、能力、素质协调发展创造条件。

在出版方面，出版社严格树立"精品意识"、"质量意识"，从编辑加工、版面设计、装帧等各个环节都精心组织、严格把关，力争出版高水平的精品教材，使中医药高职高专教材的出版质量上一个新台阶。

在"新世纪全国中医药高职高专规划教材"的组织编写工作中，始终得到了国家中医药管理局的具体精心指导，并得到全国各开展中医药高职高专教育院校的大力支持，各门教材主编、副主编以及所有参编人员均为保证教材的质量付出了辛勤的努力，在此一并表示诚挚的谢意！同时，我们要对全国高等中医药教材建设专家指导委员会的所有专家对本套教材的关心和指导表示衷心的感谢！

由于"新世纪全国中医药高职高专规划教材"是我国第一套针对中医药高职高专教育的系统全面的规划教材，涉及面较广，是一项全新的、复杂的系统工程，有相当一部分课程是创新和探索，因此难免有不足甚至错漏之处，敬请各教学单位、各位教学人员在使用中发现问题，及时提出宝贵意见，以便重印或再版时予以修改，使教材质量不断提高，并真正地促进我国中医药高职高专教育的持续发展。

全国中医药高等教育学会
全国高等中医药教材建设研究会

新世纪全国中医药高职高专规划教材

《足部反射区美容保健疗法》编委会

主　编　陈家兴（广西中医学院）

副 主 编　廖品东（成都中医药大学）

　　　　　董宝强（辽宁中医药大学）

编　　委　（以姓氏笔画为序）

　　　　　王新军（新疆大学）

　　　　　李江山（湖南中医药大学）

　　　　　李位昌（广西玉林市卫校）

　　　　　杨镇升（香港日明中医针灸推拿理疗研究院）

　　　　　黄　勇（广西中医学校）

　　　　　彭　强（云南中医学院）

　　　　　雷龙鸣（广西中医学院）

主　　审　杭雄文（中国足部反射区健康法研究会）

编 写 说 明

　　本教材是"新世纪全国中医药高职高专规划教材"的系列教材之一，主要供全国高等中医药院校高职高专康复、美容及相关医学专业的足反射疗法课程的教学之用，亦可作为中医类本科和专科的选修教材。

　　本教材编委会由内地的大中专中医药院校和香港的推拿专家、学者组成，根据全国高等中医药教材建设研究会提出的"宽基础，重实践"及"精品战略"的原则和要求编写。由于全国尚无此教材，所以本教材以中国足部反射区健康法研究会理事长杭雄文编写的《足部反射区健康法学习手册》为主要参考，吸收了十余年来足反射疗法推广应用的成熟成果，并进行了改革和创新，力求使教材具有更好的科学性、系统性、先进性和实用性。

　　教材分总论、各论、附篇三部分。第一、二章是总论，介绍足反射疗法的相关基本知识和发展历史。第三至十章是各论，其中第三至五章介绍人体解剖生理、足反射疗法的原理、足反射疗法的专业知识；第六章详细介绍足反射区的位置、应用手法和作用；第七、八章介绍足反射疗法的诊查方法和反射区的组配原则；第九章介绍常见病证的治疗，并根据足反射疗法的特点按系统进行论述，使其更易于理解、掌握和应用；第十章把损容、损形性疾病的治疗独立编写成一章，有利于美容专业学生掌握和操作应用。附篇主要介绍足反射疗法的用品、器械、常用方药及从业人员的注意事项。

　　足反射疗法是一门技能性、操作性很强的临床课程，学习本课程应在条件许可的情况下，以实践操作为主，理论教学为辅，在操作中巩固理论知识，在理论指导下熟练操作技能，真正做到学以致用。

　　由于编写时间较短和经验不足，本教材在改革和创新中难免有缺点和错误，所以真诚希望各位同仁将使用本教材的经验和发现的问题，反馈给编委会，以便进一步修订和提高。

《足部反射区美容保健疗法》编委会

目　录

总　论

各　论

总　　论

第一章

足反射疗法相关基本知识

足反射疗法是目前保健行业的热门，而且正在逐渐受到医疗行业的认可和重视。在介绍和学习这一热门保健和治疗方法之前，我们必须首先了解足反射疗法的相关基本知识。

一、反射疗法与足反射疗法

提到足反射疗法，首先应该提及"反射疗法"这一概念。关于反射疗法的定义，1986 年版《国际医学与生物学词典》是这样描述的："通过刺激远距患处的部位而取得治疗效果。"为什么刺激远距患处的部位能取得治疗效果呢？现代医学认为，这是由于神经系统反射弧结构参与的结果，因此人们将这一疗法称为反射疗法。这里的"远距患处的部位"，指的是反射区（或在未被公认为反射区之前，称为敏感带或敏感点）。通俗地讲，反射疗法是通过对与身体某一器官相对应的反射区施加一定的物理或化学刺激（如手法点按、针刺、压籽与敷药等），经反射弧的反射活动将刺激反射性地传导到另一部位，从而达到防治疾病目的的一种治疗方法。

反射疗法在西方被认为是"区域疗法"的继承和发展。1917 年，美国医生威廉·菲兹杰拉德（Dr. William Fitzgerald）的著作 *Zone Therapy*（《区域疗法》）公开发表。菲氏早年曾在维也纳工作，由于在欧洲中部的某些国家长期流传着"区域疗法"，他可能是继承和总结了这一疗法，初步用现代医学方法进行研究和整理，并介绍了他在临床应用的一些经验。尽管西方的一些反射学者将他誉为"现代反射学之父"，事实上，在他所写的《区域疗法》一书中，并没有出现"反射学"（reflexology）的字样，也没有近代所流传使用的反射区图。

足反射疗法是反射疗法的一个分支，它是以双足为施术部位的反射疗法。由于双足在人体中具有重要地位，从而使足反射疗法成为反射疗法中最重要的分支，成为反射疗法师的入门课和基本功。它是在中西医基本理论和现代反射学原理的指导下，运用各种手段（包括手法、药物、器具等）作用于足部，通过刺激足部经络、腧穴及足反射区来防治疾病的方法。在这里，我们应该对足疗、足部按摩及足反射疗法三个概念加以区别。目前，许多人将足反射疗法简称为"足疗"，这是不够严谨的。因为社会上出现的某些"足疗"，并没有接受过反射学的培训，不掌握反射疗法的方法，显然不能将其与足反射疗法混同起来。足反射疗法与足部按摩也是有重要区别的：足部按摩只是"按摩"业的一个分支；而足反射疗法是国际公认的反射学（reflexology）中的一个分支；足反射疗法除了运用手法按摩之外，还运用其他物理、化学、心理等刺激手段。

　　足反射疗法与中国的反射学都是中西医结合的产物，它继承了中国传统的足部推拿按摩术，也汲取了其他国家的传统替代疗法。它在中西医基本理论的基础上，将外来的"反射学"成功地"本土化"，逐渐形成了有中国特色的反射学和足反射疗法。无论是参与的人数（目前我国足反射疗法的从业人员，已达数百万人），还是学术研究的深度（进入了医疗保健领域的临床应用，在多种疾病的诊断、治疗、康复、保健中取得了成效），我国足反射疗法在世界反射学领域中都占有领先的地位。这一疗法正引起人们越来越广泛的注意和重视。可以相信和预见的是，这门古老而又新兴的自然疗法必将对人类健康事业做出更多的贡献。

二、反射疗法的理论基础与作用机制

　　有关足反射疗法的理论基础与作用机制在本书相关章节会有详细的介绍，此处仅简单介绍一下反射疗法的作用机制。

　　现代医学之神经反射学说认为，反射是在中枢神经系统的参与下，机体对内外环境的刺激和变化所产生的适应性反应。反射的基础是反射弧，某种刺激作用于特定的感受器，使感受器兴奋，经神经传递将兴奋传入反射中枢，通过反射中枢的整合作用，经传出神经元将神经冲动传到效应器，使效应器产生相应的反应和活动。其调节途径，可以是通过轴突反射，或脊髓节段性联系，有时也通过生理、病理等引起近距离节段或跨节段联系，更可以通过特殊的投射系统与非特殊的投射系统，影响中枢神经高级部分，也可能影响大脑皮层的边缘系统，从而引起更远距离或全身性的作用，当体液因素参与时，其影响则更为广泛和持久。反射疗法正是通过对某一病变脏器对应区域（反射区）的刺激，在反射弧结构及神经体液调节途径的参与下，反射性地对病变部位甚至全身产生治疗作用。

三、足反射疗法的特点

　　足反射疗法是一种自然疗法，具有未病先防、诊疗结合、效果确切、操作方便和易于推广等特点。

1. 未病先防 尽管目前的医疗检查方法和医疗设备十分先进，但仍然只有当人体不适或有明显症状及反应时才能做出诊断。有些疾病被现代医疗手段检查出来时，往往已是中、晚期，治疗难度较大。足反射疗法可以在疾病出现之前，在足部相关反射区发现一些病理信息。此时通过对足部进行观察、触摸、按压，可能发现足部的形态或皮肤颜色有些变化，进一步检查，可能触摸到足反射区皮下有沙粒、条索状的硬结或包块，按压时会产生敏感性疼痛，这些反应和变化提示该反射区所对应的组织器官可能已经或即将发生病变。此时可以采用足反射疗法对机体进行调治，从而起到未病先防的作用。

2. 诊疗结合 每一个足反射区都有与之相对应的器官结构，因此，在给受术者实施该疗法过程中，当发现某个反射区出现阳性反应或阳性体征时，即可初步判断与之相对应的器官可能存在病理改变或功能状态失调。例如：在小腿内侧中部（小腿反射区的胰反射区）触及结节或有触痛则提示糖尿病的可能，直肠和肛门反射区触痛提示可能有痔疮或便秘。同样，对于失眠病人，在其腹腔神经丛和头部、前额等反射区常可触及米粒大小结节或条索状物。阳性反射区的出现与受术者的临床症状或已经被医生临床确诊的疾病多数情况下是一致的，我们应该将此反射区当作重点反射区进行施术，以调整该器官的功能状态。

3. 效果确切 通过对双足反射区施行刺激，足反射疗法能调节病变组织器官的生理功能，可起到有病治病、无病强身的功效。研究表明，人的双足所处的特殊生理位置可使人体未被代谢掉的尿酸晶体和其他毒素较多地沉积在足底，严重的影响人体的血液循环，从而影响相对应部位的器官组织的功能活动，损害人体的健康。足反射疗法可将这些"垃圾"沉积物通过泌尿系统、消化系统及皮肤汗腺排出体外，使血液循环恢复正常，病变器官组织得到充分的营养而迅速恢复功能，从而恢复和维持人体健康。

4. 操作方便 足反射疗法不受时间、地点和环境条件的限制，双手即可操作，也可以借助简单的按摩工具来刺激相关反射区，既可以替别人施术，也可以自我按摩，操作起来十分方便。

5. 易于推广 足反射疗法不打针、不吃药、不开刀，无毒副作用，符合现代医学发展方向，容易被人们接受。该疗法易学易懂，操作方便，花费很少，容易推广普及。

四、足反射疗法的禁忌证

足反射疗法应用广泛，无毒副作用，但下列情况不宜实施或不宜立即实施足反射疗法。

1．各种严重出血性疾病，如吐血、呕血、咳血、便血、脑出血、胃出血、肠出血、子宫出血及其他内脏出血等。

2．一些外科疾病，如严重外伤、烧伤、骨折、关节脱位、胃肠穿孔、急性阑尾炎等。

3．意识不清或昏迷的病人，各种严重精神病患者。

4．各种急性传染性疾病，如肝炎、结核、流脑、乙脑、伤寒及各种性病等。

5．急性心肌梗死及冠心病病情不稳定者。

6．严重器官功能衰竭，如肾衰竭、心力衰竭和肝坏死等。

7．各种急性中毒，如煤气中毒，药物、食物中毒，毒蛇、狂犬咬伤等。

8．妇女经期和妊娠期。

9．急性高热病证。

10．空腹、暴饮暴食及极度疲劳等。

五、足反射疗法的正常反应

足反射疗法后可能产生某些暂时性的反应，这些反应貌似异常，但实际属于正常现象，甚至是病情好转的表现，因此我们称之为"正常反应"。这些反应大部分在短时间内就会消失。反射疗法师有必要了解这些常见的正常反应，施术前应当详细向受术者介绍和尽可能解释这些可能出现的反应，以免引起疑虑、恐慌或不信任感。

1．足踝肿胀　受术者可出现足踝部肿胀，特别是患有淋巴回流障碍者尤为明显，不过随着病情的好转肿胀会自然消失。这是机体血液循环加快的表现。

2．足部疼痛　受术者初次接受足反射疗法后会有行走时足部疼痛的现象，如果第二天或间隔时间较短再次接受足部按摩时，有的反射区会一接触就感疼痛，这些都是正常现象。

3．睡眠增加或睡眠时间延长　受术者接受足反射疗法后会觉困倦和疲劳，欲睡，夜间睡眠加深伴多梦，或晨起犯困、不愿起床，这些都是机体处于自我休整的"保护性抑制"状态的结果。

4．发热　这是机体与病邪抗争的结果，常常是按摩受术者淋巴系统反射区后的反应（非高热）。发热是体内抵抗力增强和消除炎症的标志，是战胜疾病的先兆，一般1～2天后体温即可恢复正常。

5．出现不适感或原有症状加重　本来身体正常，受术者经足反射疗法后反而觉得身体不适，或原有症状加重。如背痛患者，经足部按摩后，会感到背痛更加严重。这是气血阻滞的器官组织气血畅通的先兆，此时不必停止治疗，数日后就会好转和消失。

6. 分泌物与排泄物增加 分泌物增加表现在汗出增多；眼、鼻和气管的分泌物增加；女性白带增多，或伴有异味。排泄物增加表现在大便次数增加，或伴奇臭；排尿量增多，小便颜色加深，且略带臭味。常同时伴随出现口渴的现象。这些都是机体代谢加快、排出毒物的表现。

六、施行足反射疗法的注意事项

施行足反射疗法的注意事项是反射疗法师必须掌握和熟知的，反射疗法师有责任事先向受术者加以介绍和解释，以取得其积极配合。

1. 空腹及饭后饱胀时不宜施行足反射疗法，否则可能会引起头昏、恶心、呕吐及胃脘不适等现象。但遇特殊情况，如为了尽快解除食后胃胀，可根据具体情况施用轻手法进行足反射疗法，也可以指揉足三里。

2. 接受足反射疗法前宜先适量饮水，治疗后 30 分钟内应尽可能多的饮水，心脏病、肾脏病的患者，或老人的饮水量可适当减少。

3. 女性怀孕、月经期间慎用足反射疗法。在此期间，经验丰富的反射疗法可以采用足反射疗法来治疗月经不调、痛经，对孕妇进行足反射疗法还可能使产妇生产时更为顺利，但要掌握适当的力度，初学者切不可轻易试用（务请切记，如危及母子的健康，施术者将要被追究责任）。

4. 施行足反射疗法时及施行后要注意受术者双足的清洁和保温。

5. 反射疗法师要经常修剪指甲，在施行足反射疗法时不宜佩戴戒指。

6. 对小儿、老人及久病体弱之人，手法力度宜轻。

7. 病人在服药或接受其他治疗期间接受足反射疗法时，不应立即停药或停止其他治疗，如需停药或停止治疗，必须取得医生的同意。

8. 如遇病人大悲大怒、精神极度紧张、醉酒等情况引起情绪极度不稳定时，不宜立即施行足反射疗法，应待其情绪稳定后，再行治疗。

9. 对于心脏病、肾病、糖尿病、肝病及癫痫患者，每次施行足反射疗法力度宜轻，时间不宜过长，以双足按摩不超过 10 分钟为宜，待症状减轻、体力恢复后，可适当延长时间，增加力度。对于心脏病患者应尤加注意，以防意外。

10. 对于前来接受足反射疗法的病人，如果诊断不清或诊断模糊，或者病情变化难以预料者，须告知患者及时前往条件较好的医疗机构进行检查和治疗。

第二章

足反射疗法的发展历史

　　足反射疗法是近三四十年来才盛行起来的一种自然疗法，现已广泛流行于欧、美、东南亚、韩国、日本和我国。足反射疗法是西方现代医学术语，它与足部按摩既有联系又有区别。两者都是通过一定的刺激（包括手法刺激、器具刺激）作用于足部特定的部位从而达到防病治病的目的，但足反射疗法所着重强调的是足反射区，而足部按摩尤其我国远古时期的足部按摩强调的是按摩足部的经络腧穴，当然现在的足部按摩已经受到现代反射学理论的影响而以重视足反射区的运用为主。从足反射疗法目前普遍操作规程来看，我们现在所指的足反射疗法结合了西方反射区理论与中医经络腧穴理论，手法操作上更多地吸纳了中医的推拿按摩手法。祖国医学之推拿按摩堪称世界最早的手法医学，因此，把足部按摩看成是最原始最古老的足反射疗法不无道理。可以说，中国古代的足部按摩就是现代足反射疗法的雏形。基于此，目前对足反射疗法的源流问题，比较一致的看法是，足反射疗法起源于中国，后来流传到国外并在国外得到完善和发展，然后又重新回到中国。但除中国以外的其他文明，如包括印度、日本、埃及及欧洲在内的不同文明记载里，均可找到足部按摩的足迹。因此，严格来讲，目前仍然没有足够的知识和证据有把握地确定足反射疗法的真正源流。关于足反射疗法的源流，美国克里斯廷·伊塞尔（Christine Issel）在《反射学的技艺、科学与历史》（1990 年版）一书中提出了如下的观点："无论如何，有一点是很明显的，即反射学的两个源流——一个来自东方（印度、中国），一个来自西方（埃及），在尚处于黑暗时代的欧洲汇合了。"这是一种"多元论"的观点。

一、中国足部按摩的相关古籍记载

　　自从有了人类，就有了人类同疾病作斗争的历史。按摩是人类最古老的治疗疾病的重要手段，按摩痛患处是人类的本能。在生产及与野兽搏斗中，人们常常会跌仆受伤或受到攻击，人们在有意无意中发现按摩痛患处可以减轻疼痛，于是便产生了最原始和朴素的按摩疗法。

　　远古时期，人们就知道用赤足舞蹈的方法治疗疾病。《吕氏春秋·古乐》上记载："昔陶唐氏之始，阴多滞伏而湛积，水道壅塞，不行其原，民气郁阏而滞著，筋骨瑟缩不达，故作舞以宣导之。"《路史·前记》第九卷也有一段相似的记载："阴康氏时……得所以利其关节者，乃制之舞，教人引舞以利导之，是谓大舞。"这些记载说明，远在氏族社会时期，人们就已经开始运用刺激足部的方法来治疗疾病了。中医经典著作《黄帝内经》有关于双足与经络和周身阴阳气血密切联系的记载，如《灵枢·动输篇》说："夫四末阴阳之会者，此气之大络也。"又如《素问·厥论篇》说："阳气起于足五趾之表，阴脉者，集于足下而聚于足心。……阴气起于五趾之里。"这些记载给足部按摩提供了理论基础。

战国秦汉时期已经有关于足部按摩的明确记载。如《引书》："摩足跗，各三十而更。"东汉张仲景在其《伤寒杂病论》中就记载了塞鼻、灌耳、舌下含药、浸足、坐药等外治疗法。《史记》中记载足部按摩是帝王将相的保健和医疗手段："汉王伤胸，乃扪足曰：虏中吾指。"《楚国·先贤传》："患足中风，使胡生按摩治之。"《史记》还有用足针结合足部按摩治疗疾病的记载："热蹶，刺其足心，各三所，案之（足部按摩），疾旋已。"《大戴礼记·解诂》记载："曾子病，其子曾元抑首（头部按摩）、曾华抱足（足部按摩），痛缓之。"隋唐时期《千金翼方》卷十一记载："常以膏摩（小儿）囟上及手足心，甚辟风寒。"明代李时珍记载了蒜泥贴足心治鼻衄、桐叶煎水浴足治水肿，至今仍为临床常用方法。现代仍有人将附子捣烂贴涌泉穴来治疗咳血量多、手足厥冷者，临床疗效十分显著。

中国古代历史文学著作及养生典籍中关于足部按摩的记载就更多了。如《琐碎录·杂说》指出"足是人之底，一夜一次洗"。书中提倡濯足养生法，认为春季濯足可以升阳固脱，夏日濯足暑湿可祛，秋天濯足可润肺濡肠，冬季濯足可使丹田温灼。唐代诗人白居易在《病后寒复》中写道："斗擞弊袍春晚后，摩挲病足日阳前。"《修龄要旨·祛病八法》中记述了足部按摩的具体方法："平坐，以一手握足趾，以一手擦足心赤肉，不计其数，以热为度……此名涌泉穴，能除湿气，固真气。"近代作家林语堂（1895～1976）在1961年出版的小说《红牡丹》中就有一段关于女主角牡丹于清光绪年间在江苏某浴池接受足部按摩全过程的描述。

从上面简单列举的历史典籍记载可以看出，在我国很早以前足部按摩就引起了人们的重视，并成为一种重要的养生保健和治疗疾病的手段。

二、足反射疗法发展简史

从远古时代开始，世界各国就能运用不同的形式而对双足进行按摩以增进健康。这种实践出现在不同的文化，不同的历史时期和相距很远的不同地点。古埃及被认为是反射疗法在西方的发源地。埃及人对科学与医学的发展曾作出了巨大的贡献，古埃及绘画中描写有2500年前医生在病人的手部和足部进行治疗的情境。经过若干个世纪以后，反射学的实践从埃及传到希腊、阿拉伯，然后经过罗马帝国传到欧洲。有人认为，反射疗法始于 5000 年前的古印度，以印度教和佛教为主的宗教文化传播到亚洲其他地区，如对佛教的传播进行追踪可以发现，反射学也有可能是随着佛教僧侣从印度流传到中国的。到了我国唐代，日本僧人在中国学习，他们掌握了医用按摩方法并将之传入日本，在日本发展成为今日的足心道及指压疗法。中国元代时期，威尼斯的马可波罗在欧洲翻译了《金兰循经》，从而将中国的按摩术传到了欧洲。此外清朝末期外强入侵以及对中国文化的掠夺，也加速了这种传播。反射学在欧洲得以汇合。此外，美洲也有采用足部按摩治疗疾病的记载。

反射学的一种形式，被称为区域疗法，曾在欧洲流行一时。区域疗法对机体的某些区域施加压力，可以达到减轻疼痛和缓解紧张的目的。德国生理学家翁策尔（Johann August Unzer，1747～1807）在他 1771 年出版的著作中首先使用"反射"（reflex）一词来描述运动肌的反应。接着，1833 年，英国生理学家霍尔（Marshall Hall，1790～1857）引进了"反射活动"这一术语及其概念。20 世纪初（1917 年），美籍医生威廉·菲兹杰拉德（Dr. William Fitzgerald）的著作《区域疗法》公开发表。其后，美国、英国、德国、瑞士、奥地利、前苏联等国的学者也相继发表了许多有关反射学的论著，分别从解剖学、神经生理学或心理学的角度，用现代医学的研究方法对足部反射区进行研究，并结合足部反射区治疗的临床经验，逐步形成了比较完整的双足反射区图。

与此同时，东方的足反射疗法也在迅速发展。瑞士护士马萨弗雷特（Schwester H. Masafret）编写了 *Gesund in die Zukunft*（《未来的健康》）一书，其主要内容是足部按摩。在台湾传教的天主教神父吴若石（Fr. Josef Eugster）用该书的方法治好了困扰他多年的风湿性关节炎。1980 年以后他举办了足部按摩学习班，在台湾推广这一方法，被一些人称为"若石健康法"。后来台湾的反射学工作者正式注册成立了"中华足部反射区健康法协会"，成为足部保健业从业者的行会组织。

三、足反射疗法在世界各国的迅速发展

在英国，1978 年成立第一所反射疗法学校，1984 年成立了英国反射学者协会。1985 年英国补充疗法研究会通过决议，正式确认足部反射区疗法为一种补充疗法。在美国，1989 年举行了第一届北美反射学者代表会议，并成立了北美反射学会。在我国，1990 年 4 月在北京举行了全国首次反射区健康法研讨会，会后成立了中国足部反射区健康法研究会筹备会，同年 12 月 24 日，卫生部正式批复同意成立中国足部反射区健康法研究会，杭雄文先生任理事长。批复中指

出："足部反射区健康法是一种简便易行、效果显著、无副作用的防病治病、自我保健方法，尤其是对中老年人的自我保健更有其现实作用。"1991年7月，该会经民政部批准，办理登记手续，成为由卫生部归口管理的全国学术性团体。1993年，杭雄文理事长代表中国足部反射区健康法研究会出席了在澳大利亚墨尔本举行的第四届国际反射学大会，介绍中国反射学的发展，受到很大欢迎。会后杭雄文理事长被选入国际反射学理事会。自此，中国在国际反射学领域确立了自己的地位，并打开了与国际交流的渠道。在我国国民经济持续健康快速发展、人民群众的生活质量不断提高的今天，足反射疗法在我国正受到人们越来越多的青睐。

各　论

第三章
人体解剖生理知识

第一节　人体概述

一、人体的形态结构简述

人体分为头、颈、躯干和四肢 4 个部分，体表为皮肤所覆盖，皮肤下为肌肉附着于骨骼。头部和躯干部分别由皮肤、肌肉和骨骼围成颅腔和体腔。颅腔容纳脑。体腔以膈分为胸腔和腹腔，容纳心、肺、胃、肠、肝、胆、脾、肾、膀胱、子宫和卵巢（女性）等器官。

二、人体的标准解剖学姿势

描述任何人体结构时，均以此姿势为标准：身体直立，面向前，两眼平视正前方，上肢下垂于躯干两侧，掌心向前，两足并拢，足尖向前。

三、方位术语

上和下：近颅者为上，近足者为下。前和后：近胸腹侧者为前，近背侧者为后。内侧和外侧：距矢状面近者为内侧，距矢状面远者为外侧。内和外：近内腔者为内，远离内腔者为外。内、外与内侧、外侧是不同的概念。浅和深：近皮肤者为浅，远离皮肤而距人体内部中心者为深。近侧和远侧：距肢体根部近者为近侧，距肢体根部远者为远侧。尺侧和桡侧：近尺骨者为尺侧，近桡骨者为桡侧。胫侧和腓侧：近胫骨者为胫侧，近腓骨者为腓侧。

四、人体的轴与面

轴和面是描述人体器官形态，尤其是叙述关节运动时常用的术语。人体有 3 种相互垂直的轴，3 种相互垂直的面。

1. 轴

（1）垂直轴　与身体长轴平行，垂直于地平面。

（2）矢状轴　呈前后方向，与垂直轴和冠状轴呈直角交叉。

（3）冠状轴　又称额状轴，呈左右方向，与垂直轴和矢状轴呈直角交叉。

2. 面

（1）横切面　又称水平面，指与地平面平行，与身体长轴（垂直轴）垂直，将人体分为上、下两部分的切面。

（2）矢状面　指与地平面垂直，将人体分为左、右两部分的纵切面。经过人体正中的矢状面称为正中矢状面，它将人体分为左右相等的两部分。

（3）冠状面　又称额状面，指与地平面垂直，将人体分为前、后两部分的纵切面。

在描述器官的切面时，则不用上述 3 个面的含义，而以其自身的长轴为准，与其长轴平行的切面称纵切面，与其长轴垂直的切面称横切面。

五、细胞、组织、器官、系统

细胞是人体结构和功能的基本单位，人体由无数个细胞构成。组织是由许多形态和功能相似的细胞和细胞间质共同组成的，人体的组织有上皮组织、结缔组织、肌肉组织和神经组织 4 类。器官是由多种组织构成的，能行使一定功能的结构单位。系统是能完成一种或几种生理功能的多个器官的总和。人体有 10 个系统：运动系统、呼吸系统、循环系统、消化系统、内分泌系统、神经系统、泌尿系统、生殖系统、感觉器、免疫系统。

第二节　运动系统

运动系统由骨、关节和骨骼肌组成。全身各骨以关节相连，骨骼肌在神经系统支配下产生收缩，使其所附着的骨产生运动。运动中，骨起杠杆作用，关节是运动的枢纽，骨骼肌是动力器官。

一、骨

成人有 206 块骨，以一定的形式连接形成骨骼，构成坚硬的支架，支持体重，保护内脏，赋予人体基本形态。根据形态，骨可分为长骨、短骨、扁骨和不规则骨4类。骨不断进行新陈代谢和生长发育，并有修复、再生和改建的能力。经常锻炼可促进骨的良好发育，长期废用则出现骨的疏松。

1. 骨的构造 每块骨都由骨膜、骨质、骨髓3部分构成。

2. 骨的形态 全身的骨分为躯干骨、四肢骨、颅骨。

（1）躯干骨 包括椎骨、胸骨、肋骨。①椎骨：幼儿时期，椎骨总数为33～34块，由上而下依次为：颈椎（7块）、胸椎（12块）、腰椎（5块）、骶椎（5块）、尾椎（3～4块）。成年后5块骶椎长合成骶骨，3～4块尾椎长合成尾骨。由此成人椎骨总数为26块。多数椎骨由椎体、椎弓和突起构成。椎体位于前部，呈短圆柱状。椎弓位于椎体后方，呈半环形，与椎体连接围成椎孔，各椎的椎孔贯通，构成容纳脊髓的椎管。由椎弓发出7个突起：棘突1个，横突2个，关节突4个。②胸骨：位于胸前正中，呈扁平状，自上而下由胸骨柄、胸骨体及剑突构成。③肋骨：共12对，呈弓形，后端与相应的胸椎构成关节；第1～10对前端与胸骨连接，第11～12对前端游离于腹壁肌层中，称浮肋。

（2）四肢骨 包括上肢骨和下肢骨。①上肢骨：由自由上肢骨和上肢带骨组成。自由上肢骨包括肱骨、桡骨、尺骨和手骨。上肢带骨包括锁骨和肩胛骨，左右各1块。②下肢骨：由自由下肢骨和下肢带骨组成。自由下肢骨包括股骨、髌骨、胫骨、腓骨和足骨。下肢带骨称髋骨，左右各1块，由髂骨、坐骨、耻骨连接而成。

（3）颅骨 包括脑颅骨和面颅骨，脑颅骨由额骨、筛骨、蝶骨、枕骨、颞骨和顶骨组成，它们围成颅腔。面颅骨由上颌骨、腭骨、颧骨、鼻骨、泪骨、下鼻甲、犁骨、下颌骨和舌骨组成，它们围成眶腔、鼻腔和口腔。

二、骨连结

骨与骨之间的连结装置称骨连结，骨连结有直接连结和间接连结两种形式。

1. 直接连结 骨与骨之间以结缔组织或软骨直接连结，连结较坚固，不活动或少许活动，如颅骨之间的连结、骶椎椎骨之间的骨性结合、耻骨联合等。

2. 间接连结 间接连结又称关节，两骨之间借膜性的囊互相连结，其间有腔隙，有较大的活动性。

（1）关节的主要结构 关节包括关节面、关节囊、关节腔3部分。关节面是两骨互相连结的接触面，其表面覆盖一层关节软骨，能减少关节面的摩擦，缓冲震荡和冲击。关节囊是由结缔组织形成的膜性囊，呈封闭状态，有固定保护作用。关节腔为关节囊与关节面共同围成的密闭腔隙，内含少许滑液，腔内呈负压，对关节稳固有一定作用。

（2）关节的辅助结构　包括韧带、关节盘和关节唇等，对于增加关节的灵活性和稳定性有重要作用。

（3）关节的运动形式　①屈和伸：指关节沿冠状轴进行的运动。两骨之间的角度变小为屈，两骨之间的角度变大为伸。②内收和外展：指关节沿矢状轴进行的运动。骨向正中矢状面靠拢为内收，远离正中矢状面为外展。③旋转：指关节沿垂直轴的运动。（四肢）骨的前面转向内侧为旋内，转向外侧为旋外。④环转：运动骨的近端在原位转动，远端作圆周运动，运动时全骨描绘出一圆锥形轨迹。能沿两轴以上运动的关节均可作环状运动。

3. 躯干骨的连结

（1）椎骨的连结　各椎骨之间以韧带、软骨和关节相连共同构成脊柱，主要功能为支持躯干，保护脊髓。脊柱有 4 个生理弯曲：颈前曲、胸后曲、腰前曲、骶后曲，生理弯曲能缓冲运动时对脑部的震荡，并保持身体平衡。①椎间盘：位于相邻两椎体之间，中央为髓核，周围为纤维环，坚韧有弹性，可缓冲震动，并增加脊柱的运动幅度。②韧带：有前纵韧带、后纵韧带、黄韧带、棘上韧带、棘间韧带等。③关节突关节：由相邻椎骨的上下关节突构成，能作轻微滑动。

（2）肋骨的连结　肋骨与胸骨、胸椎共同围成胸廓，容纳和保护心、肺等重要脏器。

4. 上肢骨的连结

（1）肩关节　由肱骨头与肩胛骨的关节盂构成，为全身最灵活的关节，可作前屈、后伸、内收、外展、内旋、外旋及环转运动。

（2）肘关节　由肱骨下端与尺、桡骨上端构成，可作屈、伸、内旋、外旋运动。

（3）手关节　包括桡腕关节、腕骨间关节、腕掌关节、掌骨间关节、掌指关节和指骨间关节。其中桡腕关节又称腕关节，由桡、尺骨下端与腕骨共同构成，可作屈、伸、内收、外展及环转运动。

5. 下肢骨的连结

（1）髋关节　由股骨头与髋臼构成，其运动幅度不及肩关节大，但较稳固，可作前屈、后伸、内收、外展、内旋、外旋及环转运动。

（2）膝关节　是人体最大、最复杂的关节。由股骨下端、胫骨上端和髌骨构成，有髌韧带、内外侧副韧带、前后交叉韧带加强。关节囊内，股骨与胫骨之间有内、外侧半月板，可缓冲运动冲击力，加强关节的稳定。膝关节主要可作屈伸运动，半屈时可轻度旋转。

（3）足关节　包括距小腿关节、跗骨间关节、跗跖关节、跖骨间关节、跖趾关节和趾骨间关节。其中距小腿关节又称踝关节，由胫、腓骨下端的关节面与距骨构成，可作背伸、跖屈运动。

6. 颅骨的连结　颅骨的连结除下颌关节外均为直接连结。下颌关节由下颌骨与颞骨构成，能作张口、闭口和左右侧方运动，参与咀嚼、语言、表情运动。

三、骨骼肌

人体骨骼肌共 600 余块。骨骼肌由肌腹、肌腱构成，一般骨骼肌中间是肌腹，两端是肌腱，附着于不同的骨上。骨骼肌是骨关节的动力器官，其舒缩受意志控制，为随意肌。骨骼肌分躯干肌、头颈肌和四肢肌。

1. 躯干肌

（1）背肌　位于腰背部。主要有位于颈背部浅层的斜方肌，位于背下部和胸部后外侧浅层的背阔肌，以及位于最深层，纵列于所有棘突两侧的竖脊肌（骶棘肌）。

（2）胸肌　位于胸前外侧壁。由浅入深有胸大肌及胸小肌，胸大肌宽而厚，呈扇形覆盖胸前壁大部分。

（3）腹肌　位于腹部。腹前壁两侧为腹直肌，腹前外侧及腰椎两侧为腹外斜肌、腹内斜肌、腹横肌。

（4）膈　位于胸腔与腹腔之间。为圆顶形扁薄阔肌，是主要的呼吸肌，收缩时协助吸气，舒张时协助呼气。膈与腹肌同时收缩，能增加腹压，协助排便、呕吐、咳嗽、喷嚏及分娩等活动。

2. 头颈肌

（1）头肌　分为面肌（表情肌）和咀嚼肌。前者开合口、眼、鼻等孔裂并表现出各种表情，后者参与咀嚼运动。

（2）颈肌　主要有胸锁乳突肌。位于颈部两侧，收缩时产生头部运动。

3. 上肢肌

（1）肩肌　主要有三角肌、冈上肌、冈下肌、肩胛下肌等。功能为运动肩关节。

（2）臂肌　主要有肱二头肌和肱三头肌。前者作用为屈肘关节，后者作用为伸肘关节。

（3）前臂肌　分前臂屈肌群和前臂伸肌群。前者可屈腕、屈指及使前臂旋前，后者可伸腕、伸指及使前臂旋后。

（4）手肌　位于掌部，主要作用为运动手指。

4. 下肢肌

（1）髋肌　主要有髂腰肌、臀大肌等。前者位于腰骶部深层，后者位于髋骨后方，形成臀部外形。作用是运动髋关节。

（2）大腿肌　主要有股四头肌、股二头肌等。股四头肌位于大腿前面和内外侧，作用为屈髋、伸膝。股二头肌位于大腿后面外侧，作用为伸髋、屈膝。

（3）小腿肌　分前群、后群和外侧群。前群作用为背伸踝关节，使足内翻、外翻，伸趾；后群作用为屈膝，跖屈踝关节，屈趾；外侧群作用为跖屈踝关节，使足外翻。

（4）足肌　分布情况与手掌肌近似，主要作用为维持足弓。

第三节　呼吸系统

呼吸系统由呼吸道和肺组成。

呼吸道分为上呼吸道和下呼吸道，鼻、咽、喉为上呼吸道，气管和各级支气管为下呼吸道。鼻是呼吸道的起始部。咽、喉是呼吸的通道，喉又是发音器官。气管呈圆筒形，管壁内的黏膜能分泌黏液，能粘住吸入气管内空气中的灰尘和细菌。气管下端在胸腔内分为左、右主支气管，进而在肺内形成许多树枝状分支，最后形成呼吸性细支气管和很小的肺泡管。每一肺泡管附有许多肺泡，是气体交换的场所。

人体主要呼吸肌是肋间内、外肌和膈，腹肌也有参与。呼吸肌的活动产生呼吸运动。

呼吸系统的主要功能是进行气体交换，即吸入氧，排出二氧化碳。

第四节　循环系统

循环系统是封闭的管道系统，包括心血管系统和淋巴系统，分布于人体各部。心血管系统由心、动脉、静脉和毛细血管组成，血液在其中循环流动。淋巴系统包括淋巴管道、淋巴器官和淋巴组织。淋巴液沿淋巴管道向心流动，最后汇入静脉，故淋巴管道可视为静脉的辅助管道。

循环系统的主要功能是物质运输，即将消化系统吸收的营养物质和肺吸收的氧运送到全身器官的组织、细胞，并将组织、细胞的代谢产物及二氧化碳运送到肾、肺和皮肤,排出体外;内分泌器官及内分泌细胞所分泌的激素以及生物活性物质亦由循环系统输送,作用于相应的器官,调节机体的功能。另外,循环系统还具有内分泌功能,其自身能产生激素和生物活性物质,参与机体多种功能的调节。

第五节　消化系统

消化系统由消化道和消化腺组成。食物中的养分必须经过消化系统的消化和吸收,才能被人体利用。

一、消化道

消化道是指从口腔至肛门的管道,包括口腔、咽、食管、胃、小肠（十二指肠、空肠和回肠）、大肠和肛门。

口腔内有牙齿和舌。咽是空气和食物的共同通路,食管上接咽,下连胃,通过食管的蠕动将咽下的食物推进入胃。胃位于左上腹,其上口叫贲门,连食管;下口叫幽门,连十二指肠。小肠盘曲在腹腔内,其起始段为十二指肠,肠壁内有胆总管和胰管的开口;小肠是消化和吸收的主要场所。大肠是消化道的下段,其起始部分在右下腹,称盲肠,盲肠上连着一条细小的盲管（阑尾）。盲肠以下依次为结肠、直肠和肛门。大肠的主要功能是吸收水分、维生素和无机盐,并使食物残渣形成粪便,排出体外。

二、消化腺

消化腺分两类,一类是位于消化道外的大消化腺,如唾液腺、肝脏和胰腺;另一类是位于消化道壁内的小腺体,如胃腺、肠腺等。消化腺分泌消化液,食物经过消化液的作用,才能被人体吸收。

第六节　内分泌系统

人体的腺体有两类,一类是有导管的腺体,其分泌物通过导管排出,称外分泌腺,如唾液腺、汗腺等;一类是没有导管的腺体,其分泌物直接进入腺体内的毛细血管,随血液循环输送至全身各处,此类腺体称内分泌腺,如垂体、甲状腺、肾上腺、胰岛、性腺等。内分泌腺分泌激素,对人体有特殊作用。

一、甲状腺

甲状腺位于喉和气管的两侧，分泌的激素为甲状腺素，其主要作用是调节新陈代谢，影响人体生长发育，提高神经系统兴奋性。

二、胰岛

胰岛是胰腺的内分泌部分，散在于胰腺组织内。胰岛分泌的激素称胰岛素，主要调节血糖浓度，如胰岛素分泌不足则患糖尿病。

三、垂体

垂体位于脑的底部，大小如豌豆，是人体最重要的内分泌腺，能分泌多种激素，调节人体的新陈代谢和生长发育，并能调节其他内分泌腺的活动。

四、肾上腺

肾上腺左右各一，分别位于左右肾的上方，其实质分为皮质和髓质两部分。肾上腺皮质分泌的激素能调节人体水盐代谢及碳水化合物代谢，影响性行为和副性特征。肾上腺髓质分泌的激素能使心跳加快、心肌收缩力增强、小动脉收缩、维持血压和调节内脏平滑肌的活动。

第七节　神　经　系　统

神经系统由脑、脊髓以及附于脑和脊髓的周围神经组成。神经系统在体内起主导作用，其功能为控制和调节其他系统的活动，维持机体与外环境的统一。根据位置和功能的不同，将其分为中枢神经系统和周围神经系统。

一、中枢神经系统

中枢神经系统包括脑和脊髓。

1. 脑　位于颅腔内，分为大脑、间脑、脑干、小脑4部分。

（1）大脑　位于脑的最上部，由左右两个大脑半球组成，其表层（皮层）为灰质，有许多凹陷的沟和隆起的回。大脑是调节人体各项生命活动的最高中枢。

（2）间脑　位于大脑与中脑之间，大部分为两大脑半球所覆盖。间脑有视觉、听觉皮质下中枢，交感神经、副交感神经较高级中枢和皮质下高级感觉中枢。

　　(3) 脑干　位于大脑下面，由中脑、脑桥和延髓组成，延髓下接脊髓。脑干的灰质为脑神经的重要核团，白质为重要的上下行传导束，脑干部还有心血管中枢和呼吸中枢等。

　　(4) 小脑　位于大脑的后下方，对人体运动有重要的调节作用。

　　2. 脊髓　位于椎管内，呈圆柱状，上连延髓，下端平第 1 腰椎体下缘，自上而下分 31 段：颈髓 8 个节段，胸髓 12 个节段，腰骶髓各 5 个节段，尾髓 1 个节段。各脊髓节段两侧均连接 1 对神经根，31 对神经根出相应的椎间孔，分布于躯干四肢。

　　反射是神经系统调节机体活动时，对内外环境刺激做出的反应。脊髓是反射活动的低级神经中枢，如膝跳反射、排便反射等。反射弧是实现反射活动的形态学基础，其包括以下部分：感受器→传入神经→反射中枢→传出神经→效应器。

二、周围神经系统

　　1. 脑神经　脑神经将脑与各感受器和效应器相联系，可分为感觉性神经、运动性神经和混合性神经，共 12 对，其排列顺序用罗马数字表示如下：Ⅰ嗅神经、Ⅱ视神经、Ⅲ动眼神经、Ⅳ滑车神经、Ⅴ三叉神经、Ⅵ展神经、Ⅶ面神经、Ⅷ前庭蜗神经、Ⅸ舌咽神经、Ⅹ迷走神经、Ⅺ副神经、Ⅻ舌下神经。

　　2. 脊神经　脊神经自脊髓发出，共 31 对：颈神经 8 对、胸神经 12 对、腰神经 5 对、骶神经 5 对、尾神经 1 对。脊神经出椎间孔后分为前后两支。除第 2～11 对胸神经外，其余脊神经前支交织成丛，分别为颈丛、臂丛、腰丛和骶丛，由丛再分为神经支，分布于躯干、四肢和皮肤。

　　(1) 颈丛　由第 1～4 对颈神经前支组成，主要有枕大神经和膈神经等。

　　(2) 臂丛　由第 5～8 对颈神经前支组成，主要有正中神经、尺神经、桡神经等。

　　(3) 腰丛　由第 12 对胸神经部分前支和第 1～4 对腰神经前支组成，主要有股神经等。

　　(4) 骶丛　由第 4、5 腰神经前支和全部骶、尾神经前支组成，主要有坐骨神经，坐骨神经是人体最粗大的一根神经，分为胫神经和腓总神经。

　　3. 内脏神经　又称植物神经，主要分布于心血管、腺体和内脏。含有感觉和运动两类。感觉神经一般随运动神经分布于内脏器官和血管。运动神经则分交感神经和副交感神经，多数内脏器官同时受交感神经和副交感神经的双重支配，两者由大脑皮质控制，相互拮抗又统一，维持正常生理活动。

第八节　泌　尿　系　统

泌尿系统由肾、输尿管、膀胱和尿道组成。其主要功能是排出机体新陈代谢过程中产生的废物和多余的水，保持机体内环境的平衡与稳定。

一、肾脏

肾脏位于腹后壁脊柱两旁，形似蚕豆，左右各一。周围颜色较深的部分为皮质，皮质内颜色较浅的部分为髓质，二者合称为肾实质。肾脏是形成尿液的器官，尿液形成后汇集在肾盂内。

二、输尿管

输尿管是一对细长的管道，上端与肾盂相通，下端开口于膀胱。输尿管是尿液由肾脏至膀胱的通道。

三、膀胱

膀胱位于盆腔内，是由平滑肌构成的囊，有暂时贮存尿液的作用。膀胱出口为尿道口，通尿道。

四、尿道

尿道是尿液排出体外的通道，女性尿道较男性短。

第九节　生　殖　系　统

生殖系统包括内生殖器和外生殖器两部分，其功能为繁殖后代和形成并保持第二性征。

一、男性生殖器

男性内生殖器由生殖腺（睾丸）、输精管道（附睾、输精管、射精管、男性尿道）和附属腺（精囊、前列腺、尿道球腺）组成。睾丸产生精子和分泌男性激素，精子先贮存于附睾内，射精时经输精管、射精管和尿道排出体外。精囊、前列腺和尿道球腺的分泌液参与精液的形成，并供给精子营养及有利于精子的活动。男性外生殖器包括阴茎和阴囊，前者是男性交接的器官，后者容纳睾丸和附睾。

二、女性生殖器

女性生殖器由生殖腺（卵巢）、输送管道（输卵管、子宫和阴道）以及附属腺（前庭大腺）组成。外生殖器即女阴。卵巢产生的卵子成熟后，即突破卵巢表面的生殖上皮排至腹膜腔，再经输卵管腹腔口进入输卵管，在输卵管内受精后游移至子宫，植入子宫内膜发育成胎儿。分娩时，胎儿出子宫口，经阴道娩出。

第十节　免疫系统

免疫系统是机体承担免疫功能的物质基础。

一、免疫器官

按功能不同，免疫器官分为中枢免疫器官和外周免疫器官，二者通过血液循环和淋巴循环互相联系。

1. 中枢免疫器官　中枢免疫器官包括胸腺和骨髓，是免疫细胞发生、分化、成熟的场所。

（1）胸腺　位于胸骨后，甲状腺下方，心包上方。胸腺是 T 淋巴细胞分化、成熟的场所，具有免疫调节功能和屏障作用。

（2）骨髓　是各类免疫细胞发生的场所，又是发生 B 细胞应答的场所。兼有中枢和外周免疫器官的功能。

2. 外周免疫器官　外周免疫器官包括淋巴结、脾脏和黏膜免疫系统，是 T 细胞、B 细胞等成熟淋巴细胞定居和产生免疫应答的场所，也是滤过淋巴液的部位。

（1）淋巴结　淋巴结分为皮质和髓质两部分。其功能为：①将淋巴液中的有害物质滤过。②是 T 淋巴细胞、B 淋巴细胞定居的场所。③是免疫应答的场所。④参与淋巴细胞再循环。

（2）脾脏　脾脏是人体最大的淋巴器官，可分为白髓、红髓和边缘区 3 部分，其主要功能有：①滤过作用。②是免疫细胞定居的场所。③是淋巴细胞发生免疫应答的部位。④合成某些活性物质如干扰素等。

（3）黏膜免疫系统　黏膜免疫系统指呼吸道、肠道及泌尿生殖道黏膜固有层和上皮细胞下散在的淋巴组织，以及某些带有生发中心的器官化淋巴组织，如扁桃体、阑尾等。它是人体重要的防御屏障。

二、免疫球蛋白

一般将具有抗体活性或化学结构与抗体相似的球蛋白称为免疫球蛋白，有以下五类：

（1）IgG　约占血清免疫球蛋白总量的80％。是主要的抗感染抗体。可穿过胎盘屏障，在新生儿抗感染免疫中起重要作用。

（2）IgM　是个体发育中最早合成的抗体，也是初次体液免疫应答中最早出现的抗体。天然血型抗体为IgM，血型不符的输血可发生严重的溶血反应。

（3）IgA　参与局部的黏膜免疫，是机体抗感染的"边防军"。

（4）IgE　具有较强的亲细胞性，使其脱颗粒，释放生物活性介质，引起超敏反应。

（5）IgD　生物学功能尚不清楚。

三、免疫细胞

免疫细胞泛指所有参与免疫应答或与免疫应答有关的细胞，主要包括造血干细胞、淋巴细胞、单核细胞、巨噬细胞、粒细胞、肥大细胞及辅佐细胞等。

造血干细胞是存在于组织中的一群原始造血细胞，是机体各种血细胞的共同来源。淋巴细胞是构成免疫系统的主要细胞类别，它们在免疫应答中相互协调、相互制约，共同完成对抗原的识别、应答和清除，维持机体内环境的稳定。单核细胞、巨噬细胞具有抗感染、抗肿瘤、参与免疫应答和免疫调节等多种生物学功能。

第十一节　感　觉　器

感觉器是感受器及其附属结构的总称。主要有视器、前庭蜗器、嗅器、味器和皮肤等。其功能为感受刺激，产生冲动并传入中枢，产生感觉；再由中枢发出冲动传至效应器，对刺激做出反应。

一、视器

视器即眼，由眼球和眼附器组成。眼球接受光刺激，将其转变为冲动传至大脑视觉中枢，产生视觉。眼附器包括眼睑、结膜、泪器、眼球外肌和眶筋膜等，对眼球有支持、保护和运动的作用。

二、前庭蜗器

前庭蜗器即耳,可分为外耳、中耳和内耳 3 部分。内耳中有听觉感受器(听器)和位觉感受器(平衡器);外耳和中耳是声波的传导装置,为耳的附属器。听器感受声波刺激,平衡器感受头部位置变动、重力变化和运动速度的刺激。

三、嗅器

嗅器位于鼻腔上部,此部黏膜内含有嗅细胞,细胞远端有纤毛。嗅器能感受气味。

四、味器

味器即味蕾,位于舌、软腭等处,味器主要接受酸、甜、苦、咸等刺激。

五、皮肤

皮肤内有多种感受器,能接受痛、温、触、压等刺激。

第四章 足反射疗法的原理

第一节 中医学原理与足反射疗法的关系

一、气血、脏腑的盛衰与足行动状态的关系

中医对人体气血、脏腑的盛衰和人体的生长发育过程与足的步履状态及其变化，有过详尽而生动的描述。在两千多年前的《内经》中，就有这方面的记载，《灵枢·天年篇》说："人生十岁，五脏始定，血气以通，其气在下，故好走；二十岁，血气始盛，肌肉方长，故好趋；三十岁，五脏大定，肌肉坚固，血脉盛满，故好步；四十岁，五脏六腑十二经脉，皆大盛以平定，膜理始疏，荣华颓落，发颇斑白，平盛不摇，故好坐；五十岁，肝气始衰……六十岁，心气始衰，苦忧悲，血气懈惰，故好卧。"通过古代医家仔细的观察，生动的描述，可以看出人体随着年龄的增长、脏腑及气血的盛衰，其步履状态也随之发生变化。所以，古人所说的双足行动状态的变化，好走、好趋、好步、好坐、好卧等正是人体生长、发育和衰老的一个标志。

二、经络学说与足反射疗法的关系

根据经络学说中经络的循行与走向，手三阴经从胸走手交手三阳经；手三阳经从手走头面交足三阳经；足三阳经从头面走足交足三阴经；足三阴经从足走胸交手三阴经，形成十二经脉气血流注，逐渐相传，就构成了一个周而复始的传注循环。由于十二经脉行至手指、足趾时彼此衔接，因此人体的各脏腑器官的生理、病理信息都可以通过经络灌输汇集于双手、双足，正如《灵枢·动输篇》曰："夫四末阴阳之会者，此气之大络也。"意指手足是阴阳经脉气血会合联络的部位。《景岳全书·传忠录·表证篇》曰："以十二经脉分手足，则足经之脉长而且远，自上及下，遍络四体，故可按之以察周身之病。手经之脉短而且近，皆出入于手经之间。"在十二经脉中，足经走上下贯穿人体的主干，而手经走左右横贯人体的上半身，如果把人体比作一棵树，则足经是树的主干，足是树的根系，

手经是树的枝叶，若伤其根系，枝叶亦病矣，若伤其枝叶，则亦累其根本矣，故《内经》曰"圣人象天以养头，象地以养足"。基于以上经络学说的理论，加之双足相对于双手来说其接收外来刺激较少，故双足就成为反映全身健康状况的最敏感地带。

由于双足通过经络系统与脏腑器官有着多种复杂的联系，从而构成了足部与全身的统一性和整体性，这也就是脏腑功能的病理变化能反映于足部的道理。

古人云："人之有足如树之有根，树枯根先竭，人老足先衰。"《素问·厥论篇》曰："阳气起于五趾之表，阴气起于五趾之里。"说明双足与人体的衰老及周身阴阳、气血、经络有密切关系。所以，按摩双足的反射区，能对全身各组织器官的病理变化产生治疗作用。临床实践也证实了这一点，例如，人患感冒时伴有头痛、咽痛、咳嗽、周身乏力等诸多症状，在人体双足相对应的反射区就会产生压痛反应和触摸到组织变异情况，如施以足反射疗法后上述症状又会消失，这主要是由于内脏的病理信息通过经络反映到双足，当足反射区的经脉、络脉、经筋、皮部受到手法力的刺激后，就可疏通毛窍，运旋荣卫，使足部神经末梢受到刺激而引起机体产生反馈现象，使局部血管扩张，增加局部血循环，改善局部组织的营养状况，促进新陈代谢及滞留的病理产物的吸收和排出，通过经络尤其是足经的传导作用，调节内脏的生理功能，改变内脏产生的病理变化，以达到治愈疾病的目的。

第二节　现代医学原理

一、血液循环的生理功能及足反射疗法能促进血液循环的原理

1. 血液循环的生理功能

血液循环的主要生理功能是：

（1）完成体内物质的运输，使人体的新陈代谢得以正常的进行。

（2）各种内分泌腺分泌的激素，要通过血液循环运送到靶器官，才能发挥作用。

（3）血液中的白细胞、淋巴细胞等，也要通过血液循环才能发挥其免疫防御的功能。

（4）淋巴液的回流要通过血液循环，而它的回流能回收机体组织液中的蛋白质，保证毛细血管处的液体交换得以正常进行，调节血浆和组织液之间的液体平衡，对维持机体正常生命活动具有重要意义。

2. 足反射疗法能促进血液循环的原理

（1）由于双足距离心脏最远，促进足部的血液循环能改善全身的血液循环。

我们知道，动脉的血液从左心室出发，经过胸部、腹部、下肢相应的动脉到达足部，回流的静脉血液则循相反的方向，经下肢、腹部、胸部相应的静脉回到右心房。由于人是直立动物，双足的位置最低又离心脏最远，加之地心的引力影响，故足部的血液回流相对缓慢，容易造成局部血液循环障碍进而影响全身，而通过足部按摩，可使流经足部血液的流速和流量都增加，也就是说，从心脏→足部→回到心脏的血液的流速和流量都增加，这不仅影响到整个循环系统，而为了要使处于远端的足部血液循环顺畅，血液充足，心脏还需要做有力的搏动方可，从而也促使心脏功能得到了改善。当心脏的功能足以使足部的末梢循环处于良好状态时，不言而喻，全身循环亦可处于良好状态。

（2）足反射疗法能排除足部堵塞物，使血液循环畅通。

由于静脉很容易扩张和收缩，整个静脉系统起着血液贮存库的作用。人在直立时，足部的静脉充盈，整个静脉系统比卧床时多容纳约 500ml 的血液。足部血液循环不良时可能有一些代谢后产物、钙盐、乳酸微晶体等物质易沉积下来。特别是当人体患病或某个器官功能不正常时，由于病理反射的影响，使相对应的足部反射区部位的末梢循环更为不良，更容易产生沉积物。当我们用手去按压时，常可在这些反射区敏感点的皮下触摸到圆形的、条索状的、颗粒状的或不规则的小硬块，这些沉积物的存在又使足部循环进一步恶化，从而形成恶性循环。经过足部按摩，可以揉碎、揉散并驱散这些沉积物，使循环畅通，再通过血液循环将这些废物带到肾脏，经排泄器官排出体外。经过若干次按摩完全排除了这些沉积物之后，血液循环通畅，相关器官的功能也同时得到改善。足部反射区所呈现的病理征也就消失了。这也就是为什么我们在施行足反射疗法时，必须反复加强按摩泌尿系统反射区，并在按摩结束后要求病人多饮水的原因。

（3）足反射疗法可缓解肌肉的紧张收缩状态，使肌肉舒缩功能加强，促进血液回流。

骨骼肌能作有节律的收缩和舒张，起到"肌肉泵"的作用，有助于静脉血和淋巴液的回流。人的静脉血管内有瓣膜存在，这些瓣膜如同活塞瓣一样，使静脉内的血液只能向心脏方向流动而不能倒流。当肌肉收缩时，位于肌肉内的静脉受到挤压，使静脉内的血液流回心脏；当肌肉舒张时，静脉内压力降低，血液就从周围的毛细血管动脉端流入静脉。因此，骨骼肌和静脉内的瓣膜一起，对静脉的回流起着"泵"的作用，称之为肌肉泵或静脉泵，肌肉泵或静脉泵对心脏泵起着重要辅助作用。足在肢体的最下端加之经常行走，故其肌肉易常处于紧张收缩状态，从而导致"肌肉泵"的功能下降，静脉持续受压，影响动脉血液的灌注和静脉血的回流。通过按摩可缓解肌肉的紧张状态，使之放松而恢复有节律的舒张和收缩，这样能充分发挥肌肉泵的作用，而有利于血液的灌注和回流。

淋巴液的回流与静脉回流类似。在淋巴管内也有瓣膜，淋巴管壁的平滑肌和瓣膜一起构成"淋巴管泵"，是骨骼肌的节律性收缩和舒张促进淋巴液的回流。外部的按摩、挤压起着同样的物理刺激和缓解肌肉紧张而促进淋巴回流的作用。

根据修瑞娟的微循环理论，单靠心脏泵的压力很难将血液输送到全身各器官组织的毛细管网并给以充分灌注，是微血管的自主节律性的舒缩运动起到了第二心脏的作用。微血管以独特的、与心率不同步的频率驱动其内的血流像海涛似的一波接一波地灌注末梢的组织细胞。实验表明，微血管受神经支配，而微动脉的收缩与舒张在更大程度上是受体液的影响，尤其是毛细血管网的舒缩与局部代谢产物关系密切。毛细血管网的闭合是受后微动脉和毛细血管前括约肌所控制的。当后微动脉和毛细血管前括约肌舒张时，其后的毛细血管网就开放；当毛细血管前括约肌收缩时，其后的毛细血管网就关闭。而毛细血管前括约肌的舒缩活动主要是与局部代谢产物的积聚有关。如局部代谢产物积聚增多时，该处的后微动脉和毛细血管前括约肌就舒张，使毛细血管网开放，血流将积聚物清除，然后后微动脉和毛细血管前括约肌又收缩，使毛细血管网关闭。这种微血管的自律运动与微血管壁的平滑肌细胞有关，它们的生理调节机制是受神经调节，或体液调节，或自动调节或兼而有之尚未有明确定论。但实践证实，通过施行按摩的良性刺激将能影响这些调节机制，从而影响到微循环系统，改善足部局部和全身的生理状况。

（4）足反射疗法可刺激足部的血管壁和肌肉层中的感受器，使之发出神经冲动传入心血管神经中枢，引起各种心血管反射，对整个心血管系统起调节作用。

二、神经反射的过程和足反射疗法的治疗原理

1. 神经反射的过程

（1）反射是神经系统活动的基本形式，神经系统通过反射来调节机体的各种功能活动。

（2）反射是指人体接受内外环境刺激后，在中枢神经系统的参与下做出具有适应意义的规律性反应。体现刺激与机体的反应之间必然的因果关系。

（3）反射活动通过反射弧才能完成，反射弧由五部分组成：感受器、感觉神经元、神经中枢、运动神经元、效应器。

（4）反射的过程：感受器→感觉神经（传入神经）→神经中枢→运动神经（传出神经）→效应器。

2. 足反射疗法通过神经反射可将恶性循环变为良性循环的原理　足部反射区按摩产生强烈神经冲动传入神经中枢的同时，阻断了其他病理冲动传入神经中枢，将病理的恶性循环变为良性循环，从而起到除病保健的作用。由于人体内、外致病因素的影响，在人体的某一器官功能出现不正常或存在着某种病理状态时，这种不正常或病理的状态，就会刺激内感受器，使之兴奋并向神经中枢发送冲动。这种病理冲动在神经中枢产生某种病理兴奋灶，引起病理反射，使效应器作出消极的反应。这种消极的反应再反馈到中枢，就形成一种恶性循环，使机体状况进一步恶化。对足部反射区施加按摩的良性刺激，能打破上述的恶性循环，使之变为良性循环，从而有利于机体的康复。目前有以下几种观点：

（1）**优势法则**　根据巴甫洛夫优势法则，在某一较强神经冲动传入的反射进行过程中，某些其他反射即受抑制。由足部按摩产生的神经冲动，传入中枢神经后形成了新的兴奋中心，可使原来的病理兴奋灶被抑制，从而阻断了病理反射的恶性循环。

（2）**痛阈机制**　足部反射区按摩的刺激，提高了机体其他部位的耐痛阈（耐痛阈：是指人体能耐受的最大伤害性刺激量），亦即将痛觉感受器的阈值提高了。原来能使感受器产生兴奋的病理冲动，变成了在临界强度以下（耐痛阈下值），而低于临界强度的刺激不能产生冲动传入神经中枢，从而也可阻断病理反射的恶性循环。

（3）**闸门理论**　神经中枢在同一时间内只能处理有限数量的信息。足部反射区按摩造成的刺激，能连续不断地将大量信息传输到神经中枢，使神经中枢穷于应付，难以同时再处理其他的信息包括病理冲动的信息。因此其他信息的"闸门"被关闭，病理冲动的传入途径被切断，从而阻断了病理反射的恶性循环。

3. 足反射疗法可启动机体内部的调节机制，活化各器官组织的功能　通过神经反射活动，启动机体内部的调节机制，活化各器官组织的功能，释放各种治疗因子，从而起到防病治病，维护机体健康的作用。

人的机体本身存在着潜能，对内、外环境的各种变化，具有广泛的适应能力。例如成人心脏的输出量，每分钟为5L。但在剧烈运动时，可达每分钟25～35L以上。正常成人的肺有3亿～4亿肺泡，总扩散面积约为100m²，但平常状态下只使用60m²。人的大脑皮质的面积为2200cm²，有140亿个神经元，其潜力非常巨大。

人的机体对于内、外环境的各种致病因子，具有天然的防御能力，受到损伤以后，又有一定的自我修复能力。例如，刺激鼻黏膜会打喷嚏，气管受刺激会引起咳嗽，眼睛受刺激引起眨眼、流泪等，这都是一些人体本能的防御性反射。当皮肤受伤出血时，致痛反射会使小血管收缩以减少出血量，同时，出血处会集结大量的白细胞和血小板，前者是保卫机体免遭细菌的侵袭，后者是使血液迅速凝固避免失血过多。只要不受到感染，受伤的创口可以逐渐自行愈合。

人的机体就是这样通过自身的防御调节机制，使之能适应内、外环境的复杂变化而获得生存与发展的。足部反射区按摩的作用，不过是运用按摩这种外来的刺激，去开动人体内的各种防御调节机制，激发机体各个器官组织的潜能，充分发挥机体本身的自卫能力和自我修复能力，通过调动人体内的各种积极的防御调节潜能，去克服病理因素，从而起到防病治病，维护机体健康的作用，这也就是中医所说的扶正祛邪。

三、心理致病因素及足反射疗法的心理治疗作用

1. 心理的致病因素　内、外环境的致病因素中，有不少是属于精神、心理方面的因素，中医理论的病因中有所谓"七情"：喜、怒、忧、思、悲、恐、惊，《素问》中也有"怒伤肝"、"喜伤心"、"思伤脾"、"忧伤肺"、"恐伤肾"的说法。

由于心理原因而致病的事例多不胜举。例如，有许多病是由劳累过度引起的，所谓"积劳成疾"，不仅是由于长期超负荷运转，休息睡眠不足，而且也由于精神过于紧张，心理上经常感到负担压力，紧张焦虑，喘不过气。这样的人很容易生病。

有的人是处在困境逆境，忧心忡忡，国难家仇，义愤填膺；有的人是惨遭不幸，伤痛过度，悲观厌世，痛不欲生；有的人经常处在某种威胁之下，恐惧害怕，惶惶不可终日；有的人仅仅是神经过敏，杯弓蛇影，疑虑丛生；有的人性格不开朗，一点不愉快就憋在心里；有的人肝火太盛，经常动怒，血脉贲张；有的人颓废堕落，纵欲无度，萎靡不振……这些种种都是一些心理上的致病因子。

有的心理致病因子是慢性的，如长期郁闷、忧伤、焦虑、紧张、恐惧、颓丧等可造成慢性疾病。

有的心理致病因子是突发的，如因暴怒、狂喜、骤惊、大悲等突如其来的精神打击引起的休克、精神错乱、心脏病突发、脑血管意外、偏瘫、失明、失聪、失语、吐血、大小便失禁等。

人生存的外部环境，包括自然环境和社会环境。外部环境对人体的刺激，既有物质的、生理上的刺激，也有精神的、心理上的刺激。而精神的、心理上的刺激，经过中枢反射，能引起人体的生理变化，尤其是植物神经系统功能紊乱，进而影响到人体组织器官的生理功能，使人处于一种亚健康状态。例如由于恐惧、紧张而引起心跳加速、呼吸急促、毛骨悚然、面色苍白、身出冷汗、血压升高等，由于一些慢性的心理刺激引起的失眠、头痛、食欲不振、神经官能症、慢性疲劳综合征等，都是由于心理致病因子引起的生理功能失调。生理功能失调将破

坏机体的正常状态，削弱机体的抵抗力而引起各种病变，或者促使旧病复发，或者使原有的病情加重。

2. 足反射疗法的心理治疗作用 "心病要靠心药治"，心理因子所致的病患还要靠心理方法来治疗。足反射疗法不仅是一种很好的物理治疗方法，而且在心理治疗方面，也能收到良好的效果。这是因为：

（1）足部反射区按摩给患者提供了一个休息放松的时机。不论是由别人来按摩还是自我按摩，至少在几十分钟的按摩过程中，患者必须安静地坐下来，把各种负担放在一边，将注意力集中在足部和足部按摩所引起的反应上来。这样可使紧张的精神放松，节奏放慢，机体在生理上、心理上都得到一个休整的机会。这与太极拳、打坐、静养等有异曲同工之妙。足部按摩之后，患者一般能有良好的睡眠，这更有助于放松身心，焕发精神。

（2）足部反射区按摩能增强患者与疾病斗争的信心。这是因为足部反射区按摩往往能有比较明显的疗效。即使不是立竿见影，也经常可以觉察到某种状态的改善，如反射区的压痛敏感度降低、某些病理症状减轻等。这能使患者特别是长期重病的患者增强信心，感到宽慰，燃起希望，增加乐观情绪，消除焦虑不安、悲观失望等病理心态。

（3）足部反射区按摩能使患者感到温暖和欣慰，使其精神愉快，心情舒畅，减轻所受的痛苦。得病的人最希望得到别人的关怀和同情，如果在受病痛煎熬时，没有人来关心帮助，患者会感到自己处于一种孤立无援的境地，会产生被遗弃的绝望感。而足部按摩是一种直接的爱抚，很有力度的关怀，当施术者将患者的双足尽心尽力按摩几十分钟，会引起患者一种很亲切的感情，使其确实感受到，有人在关怀他（她），帮助他（她）。如果施术者是患者的亲人或朋友，这种感情就会更为强烈。这种愉快的心态会成为良性的心理治病因子。

第五章

足反射疗法专业知识

第一节　足部应用解剖

一、足部的骨骼

每侧足部有 26 块骨，分为跗骨、距骨和趾骨，如图 5-1 所示。足部的关节多达数十个。

1. 跗骨　位于足的后半部，包括跟骨、距骨、舟骨、第 1 楔骨、第 2 楔骨、第 3 楔骨及骰骨，共 7 块。

（1）跟骨　位于足部的后方下部，是足骨中最大的一块骨，后端向下突出称为跟骨结节。

（2）距骨　位于跟骨上方，高出于其他的跗骨。

（3）楔骨　有 3 块。第 1 楔骨位于内侧，第 2 楔骨位于中间，第 3 楔骨位于外侧，分别位于舟骨与第 1～3 跖骨之间。

（4）骰骨　位于跟骨之前，足外侧缘，其后方突起为骰骨粗隆。

（5）足舟骨　位于距骨与 3 块楔骨之间，内侧有一向下方的圆形突起，称舟骨粗隆或结节。

2. 跖骨　位于足的中部，共 5 块。由内向外，分别称为第 1 跖骨、第 2 跖骨、第 3 跖骨、第 4 跖骨、第 5 跖骨。每块跖骨又分为底（近足跟的一端）、体

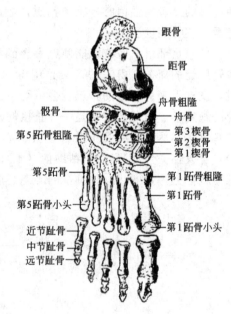

图 5-1　足骨结构（背面观）

及头（近足趾的一端）3 部分。第 1 跖骨底下方有一跖骨粗隆，第 5 跖骨底外侧有一乳状突起称为第 5 跖骨粗隆（位于足外侧中部）。

3. 趾骨 共 14 块。包括：

（1）拇趾 2 块（近节趾骨、远节趾骨）。

（2）第 2～5 趾骨各 3 节（分别称为近节趾骨、中节趾骨、远节趾骨）。每块趾骨仍可分为底、体、头 3 部分。

二、足部可触及的骨性标志

1. 足内侧 可触及内踝、舟骨粗隆（约内踝前方 2.5cm 处）、第 1 跖骨底部粗隆和第 1 跖骨小头，如图 5-2 所示。

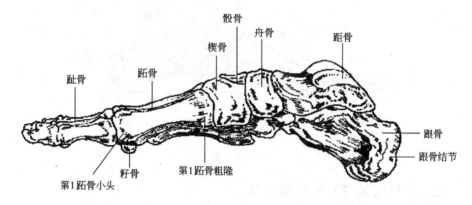

图 5-2 足骨结构（内侧观）

2. 足外侧 可触及外踝、第 5 跖骨底部粗隆和第 5 跖骨小头，如图 5-3 所示。

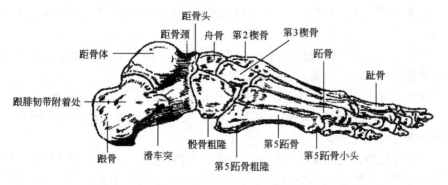

图 5-3 足骨结构（外侧观）

3. 足底部 可触及足跟下方的跟骨结节、第 1~5 跖骨小头及第 1~5 跖骨基底膨大部等。

4. 足背部 可触及第 2~4 跖骨基底部。

5. 足弓 由跗骨和跖骨被韧带、肌肉、筋膜牵拉形成一个凸向背面的弓，称为足弓。主要的弓是足内侧的纵弓，由跟骨、距骨、舟骨、第 1 楔骨和第 1 跖骨构成。人站立时，足部仅以跟骨结节及第 1、5 跖骨头三处着地，共同承受全身的重量，如图 5-4 所示。

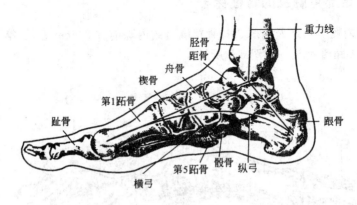

图 5-4 足骨及足弓

三、足部的关节及各局部名称

小腿的胫腓骨下端与距骨构成足部最大的关节——踝关节，跗骨之间、跗骨与跖骨之间都形成关节。跖骨与趾骨之间形成跖趾关节，趾骨与趾骨之间又形成趾间关节。无论关节大小、活动幅度及方向如何，其基本结构均应包括关节面、关节囊、关节腔 3 部分，均有韧带加强其稳定性，限制关节过度活动。

足部是人体最下部的运动器官，针对足部反射区的定位及按摩方向的要求，必须首先明确足部各局部的名称和方位。

根据正常人体解剖学的规定：足趾为前方，足跟为后方；足大拇趾一侧为内侧，足小趾一侧为外侧；足底面为下，足背面为上；足背的后面与小腿相连接，足和小腿之间构成踝关节。

足的拇趾和其他足趾都有内侧、外侧、背面、底面、趾端、趾根等。足趾的背面有趾甲，其底面又称趾腹或趾端掌跖面。足的底面由前向后，分为掌跖前部、足心、足跟 3 部分。

第二节 足部反射区按摩前的准备工作与
按摩顺序、力度和时间

一、足部反射区按摩前的准备工作

1. 按摩室应注意保持适宜温度，通风、空气新鲜，切记不要用风扇直接吹受术者的双足。

2. 受术者应注意清洁双足，修剪足趾甲，以防止按摩时划破施术者皮肤。

3. 施术者应注意清洁双手，保持手温，修剪指甲，防止划破受术者皮肤。

4. 施术者与受术者应选择合适的坐或卧的体位，以双方均感舒适为度；铺平按摩巾；在即将按摩的反射区上均匀地涂上按摩膏，以利于手法操作。

二、足部反射区按摩顺序

足部反射区按摩保健法，应采取全足（足部所有反射区）按摩。先从左足开始，按摩3遍肾、输尿管、膀胱3个反射区，然后，按摩按照足底→足内侧→足外侧→足背的顺序进行，结束时再将肾、输尿管、膀胱3个反射区按摩3遍。同样再按照左足的顺序按摩右足。按摩过程中，根据实际情况，局部按摩顺序可以有小的变化，但总的原则不能改变。

三、足部反射区按摩力度

按摩足部的力度大小要适当、均匀。所谓力度适当，是指按摩时以有酸、沉、胀、麻等"得气"感为原则，受术者能够承受为度。刺激反射区要有一定的疼痛感觉，但绝不是越痛越好。如果用力太大，会使所有的反射区都很痛；用力不够，所有的反射区都不痛。所谓均匀，是指按摩时力量要缓慢渗入，再缓慢消失，并有一定节奏，不可忽快忽慢，时轻时重，否则不能达到应有的效果。如果用力不均，该痛的地方不痛，不该痛的地方却感疼痛，则都会影响效果。

要做到施力适当，是一个经验的问题，需要反复练习，多多实践，才能逐渐得心应手。对于初学者来说，先从肾上腺、肾反射区开始，只要按摩这两个反射区时，受术者能有酸痛感觉，掌握这样的力度即可。

四、足部反射区按摩时间

饭前30分钟及饭后1小时以内不宜做足部反射区按摩。保健按摩每次按摩的时间，一般为 45 分钟～1 小时，每周按摩 1～2 次为宜，但应长期坚持。医疗按摩每次按摩的时间，可酌情增减，每日或隔日 1 次，按摩 10 次为 1 个疗程。连续按摩 30 次为长期按摩，多用于慢性疾病的治疗。

第三节　足部反射区按摩常用手法

足部反射区按摩手法很多，除保健按摩常用手法的大部分手法都可以用于足部反射区按摩外，由于足部本身结构的特殊性，在足部反射区按摩中也形成了一些特殊手法，现把足部反射区按摩常用手法简介如下。

一、单食指扣拳法

【操作方法】　以一手（一般为左手，固定手）握足固定，另一手（一般为右手，操作手）半握拳，食指弯曲，以食指的第 1 指间关节顶点为施力点按摩足部有关反射区。如附图 1-1-1 所示。

【应用】　此法应用最广，多用于点状、带状反射区。主要适用于下列反射区的操作应用：前额、垂体、头部、眼、耳、斜方肌、肺及支气管、心、脾、胃、胰、肾上腺、肾、输尿管、膀胱、十二指肠、横结肠、降结肠、乙状结肠及直肠、肛门、肝、胆囊、盲肠、回盲瓣、升结肠、腹腔神经丛、生殖腺、臀部及坐骨神经（内侧）、臀部及坐骨神经（外侧）、膝、肘、肩、上颌、下颌、扁桃腺、上身淋巴腺、下身淋巴腺。

【注意事项】

1. 在运用此手法操作足底部反射区时，常将固定手的拇指放在操作手的拳心中，这样既可以加强双手的配合以增加力度，又有利于操作手的固定。如附图 1-1-2 所示。

2. 在运用此手法操作膝、肘等部位时，施力点常为食指的第 1 指间关节或第 2 指节的桡侧缘。如附图 1-1-3 所示。

二、单拇指指腹按压法

【操作方法】　以一手握足固定，另一手的拇指指腹为施力点按摩足部有关反射区。如附图 1-2 所示。

【应用】　此法多用于一些带状反射区或用力较轻的反射区。主要适用于下列反射区的操作应用：膈、生殖腺、胸椎、腰椎、骶骨及尾骨、前列腺或子宫、尿道及阴道、髋关节、直肠及肛门、腹股沟、坐骨神经、下腹部、肋骨。

【注意事项】 单拇指指腹除了可用按压手法外，也可以采用或配合使用指揉法、指推法。单食指扣拳法容易使第1指间关节顶点起老茧，因此，为了保持施术者手部美观，可尽可能多用单拇指指腹按压法来代替单食指扣拳法。

三、单食指桡侧刮压法

【操作方法】 以一手握足固定，另一手食指、拇指张开，以拇指固定，食指弯曲呈镰刀状，以食指桡侧缘施力进行刮压按摩足部有关反射区。如附图1-3所示。

【应用】 此法多用于三角形及短带状反射区。主要适用于下列反射区的操作应用：甲状腺、生殖腺、臀部及坐骨神经（内侧）、前列腺或子宫、臀部及坐骨神经（外侧）、喉与气管及食管、胸部淋巴腺、内耳迷路。

【注意事项】 单食指桡侧除了可用刮压手法外，也可以采用或配合使用点按法和揉法。

四、拇指尖端施压法

【操作方法】 以一手握足固定，另一手拇指指端施力按压足部有关反射区。如附图1-4所示。

【应用】 主要适用于下列反射区的操作应用：小脑及脑干、三叉神经、鼻、颈项、扁桃腺、上颌、下颌。

【注意事项】 施术者的拇指常常配合食指对压以增强固定和增加力度。此外，采用此手法时施术者应注意修剪指甲。

五、双指钳法

【操作方法】 以一手握足固定，另一手食指、中指弯曲成钳状夹住受术者的拇趾，以拇指放在食指中节桡侧加压施力按摩足部有关反射区。如附图1-5所示。

【应用】 此法仅用于少数反射区。主要适用于颈椎、甲状旁腺反射区的操作应用。

【注意事项】 此法还可以用于足五趾的操作，此时操作力度宜轻，行此法后常配合摇法和拔伸法。

六、双拇指指腹推压法

【操作方法】 用双手食、中、无名及小指固定足部，以双拇指指腹同时施力推压足部有关反射区。如附图1-6所示。

【应用】 此法多用于某些带状或片状反射区。主要适用于肩胛骨、胸反射区的操作应用。

【注意事项】 双拇指指腹既可并排操作，也可叠放起来操作，后者力度更大。

七、双指扣拳法

【操作方法】 以一手持足，另一手半握拳，食指、中指弯曲，以食指、中指的第 1 指间关节顶点施力按摩足部有关反射区。如附图 1-7-1 所示。

【应用】 此法仅用于少数反射区。主要适用于小肠、肘反射区的操作应用。

【注意事项】 对于足底面积较大的受术者，用于小肠反射区时可用三指扣拳法，如附图 1-7-2 所示；或右手扣拳法。

八、双食指刮压法

【操作方法】 用双手拇指固定足部，双手食指弯曲呈镰刀状，以双手食指侧缘同时施力分别刮压足部有关反射区。如附图 1-8 所示。

【应用】 此法多用于足背横带状反射区如膈反射区。

【注意事项】 此法是操作膈反射区的特殊手法，通常只适用于膈反射区的操作应用。

九、单食指推压法

【操作方法】 以一手半握拳，拇指、食指略伸张，以拇指支撑固定，食指第 1 节桡侧缘为着力点，拇指与食指相对加压用力进行捏拿或推刮。如附图 1-9-1 所示。

【应用】 此法多用于内耳迷路、胸部淋巴腺、喉与气管及食管等反射区的操作应用。

【注意事项】 此法是以食指第 1 节桡侧缘为着力点，如需加大力度可改用食指指腹为着力点，中指搭在食指上加力下压。如附图 1-9-2 所示。

十、拇指扣拳法

【操作方法】 以一手持足，另一手半握拳，半握拳一手的拇指弯曲，以拇指的第 1 指间关节为着力点，或点按或刮压或按揉足部有关反射区。

【应用】 此法应用较广，可用于前额、垂体、头部（大脑）、眼、耳、斜方肌、肺及支气管、胃、十二指肠、胰、输尿管、甲状旁腺等反射区的操作应用。如附图 1-10-1～5 所示。

【注意事项】

1. 着力点可以是拇指第 1 指间关节桡侧缘、尺侧缘或正面，但以**桡侧缘最为常用**。

2. 此法力度较大，应用较多，但长期应用拇指的第 1 指间关节**桡侧缘**或尺侧缘容量起老茧而影响手部美观。

对于按摩手法的选择采用，不同的流派可能有所不同。应根据受术者足部的情况及按摩的需要选择使用，只要力度合适，操作方便，能达到按摩的目的即可，无须过于拘泥。这里使用得最多的是单食指扣拳法。因为这种手法对于初学者、体弱乏力者比较适宜。在按摩足部反射区前，常需要做一些准备手法，如搓、揉、推、擦等按摩整个足部，然后按顺序按摩足部反射区，最后再捏揉、叩击等放松整个足部。

第六章 常用足反射区的位置及应用手法

一、肾

【解剖位置】 肾位于脊柱两侧，腹膜后方紧贴腹后壁。左肾上端平第 11 胸椎下缘，下端平第 2 腰椎。右肾因在肝脏之下，比左肾低 1～2cm，上端平第 12 胸椎，下端平第 3 腰椎。两肾上端距正中线较近，下端距正中线较远，约成"八"字形排列。

【生理功能】 肾是重要的排泄器官，它可以形成尿液。肾主要有以下生理功能。

1. 排泄机体内的代谢产物。

2. 调节细胞外液量和血液的渗透压。

3. 保留体液中的重要电解质如钠、钾、碳酸氢盐以及氯离子等，排出过剩的电解质，尤其是氢离子。因此，肾能调控体液中大多数晶体成分的浓度，在维持机体的内环境相对稳定方面，起着重要的作用。

此外，肾还有产生生物活性物质的功能，例如产生促红细胞生成素和肾素等。

【反射区位置】 位于双足足掌第 1 跖骨与跖趾关节所形成的"人"字形交叉后方中央凹陷处。如图 6-1 所示。

【操作手法】 用单食指扣拳法或拇指扣拳法。

【应用】

1. 与输尿管、膀胱等反射区作为基本反射区，任何情况下都必须操作，以促进代谢终产物的排泄。

2. 各种肾脏疾患如急慢性肾炎、肾功能不全、肾结石及尿毒症，水肿，风湿病，关节炎，泌尿系统感染及其他疾患如高血压等。

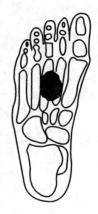

图 6-1

二、输尿管

【解剖位置】　输尿管位于下腹腔，左右各一，为细长、略扁的肌性管道。管径 4～7mm，自肾盂下行经腹腔和盆腔进入膀胱，全长 25～30cm。

【生理功能】　是输送尿液至膀胱的管道。

【反射区位置】　位于双足足底自肾脏反射区至膀胱反射区之间，呈一线状弧形区域。如图 6-2 所示。

【操作手法】　用单食指扣拳法或拇指扣拳法。

【应用】　泌尿系结石、感染，输尿管狭窄，排尿困难等。

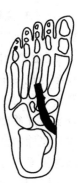

图 6-2

三、膀胱

【解剖位置】　膀胱位于盆腔内耻骨联合后方，上接输尿管，下连尿道，是贮尿的肌性囊状器官，伸缩性很大，正常成人容积平均 350～500ml，最大可达 800ml。

【生理功能】　暂时储存尿液。

【反射区位置】　位于内踝前下方双足足底内侧舟骨下方，拇展肌侧旁。如图 6-3 所示。

【操作手法】　用单食指扣拳法。

【应用】　泌尿系结石、感染，及其他泌尿系统与膀胱疾患。

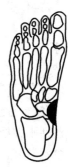

图 6-3

四、前额

【解剖位置】　前额是头部的前上部，其中额窦是与鼻腔相通的含气腔隙，以中隔分为左右两部分。

【生理功能】　前额对大脑起保护作用，额窦对发音起共鸣作用。

【反射区位置】　10 个足趾的趾端。右边前额在左足，左边前额在右足。如图 6-4 所示。

【操作手法】　用单食指扣拳法或拇指扣拳法。拇趾：自外侧向内侧按摩 3～4 次。其他足趾：从趾端向趾根方向按摩各 3～4 次。

【应用】　脑血管意外（脑中风）后遗症，脑震荡后遗症，头痛，头晕，失眠，发热，鼻窦炎，及眼、耳、鼻、口腔等疾患。

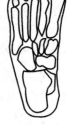

图 6-4

五、垂体

【解剖位置】　垂体重 0.5～0.7g，位于大脑半球下蝶骨的垂体窝内，与间脑相连，呈椭圆形，颜色灰红。可分为腺垂体和神经垂体两部分。

【生理功能】　腺垂体是人体内最重要的内分泌腺，它与下丘脑构成一个紧密联系的功能单位，起上连中枢神经系统，下接其他内分泌腺的桥梁作用。它分泌生长激素、促甲状腺激素、促肾上腺皮质激素及促性腺激素，能促使机体生长，并能影响其他内分泌腺的活动。神经垂体不具有分泌功能，只能储存来自下丘脑的激素，其激素功能是使血压上升、尿量减少和子宫收缩。

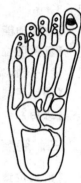

【反射区位置】　位于双足拇趾趾腹中央部位。如图 6-5 所示。

【操作手法】　用单食指扣拳法。

【应用】　内分泌失调，小儿发育不良，遗尿，更年期综合征等。

图 6-5

六、三叉神经

【解剖位置】　三叉神经位于头颅两侧，是 12 对脑神经中的第 5 对。三叉神经包括眼神经、上颌神经、下颌神经，分别分布于眶腔、鼻腔和口腔各器官，其末梢神经分布于面部皮肤。

【生理功能】　三叉神经含面部的感觉神经及支配咀嚼肌的运动神经。它支配眼部、上下颌、口腔及颜面皮肤肌肉运动及感觉。

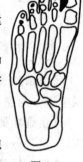

【反射区位置】　位于双足拇趾近第 2 趾的一侧。右侧三叉神经的反射区在左足，左侧三叉神经的反射区在右足。如图 6-6 所示。

【操作手法】　用拇指尖端施压法。

【应用】　三叉神经痛，偏头痛，面神经麻痹及面神经炎，腮腺炎，失眠，头面部及眼、耳、鼻的疾患。

图 6-6

七、小脑及脑干

【解剖位置】　小脑位于后颅腔内，大脑半球枕叶的下方。脑干由中脑、脑桥、延髓组成，位于小脑前方，大脑半球和脊髓之间。

【生理功能】　小脑有三种主要功能，即维持身体平衡、调节肌肉张力和协调肌肉的运动。

脑干与脊髓一样具有反射功能和传导功能。反射功能指由躯体或内脏传入引起躯体和内脏的效应。传导功能指能承上启下地传导各种上行或下行的神经冲动。在脑干有许多重要神经中枢如心血管运动中枢、呼吸中枢、呕吐中枢等。

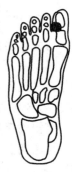

【反射区位置】　位于双足拇趾趾腹根部靠近第2趾骨处。右半部小脑及脑干的反射区在左足，左半部小脑及脑干的反射区在右足。如图6-7所示。

【操作手法】　用单食指扣拳法或拇指尖端施压法。

【应用】　脑震荡，脑肿瘤，高血压，失眠，头晕，头痛，肌肉紧张，肌腱关节疾患等。

图 6-7

八、鼻

【解剖位置】　鼻是呼吸道的起始部分，分外鼻、鼻腔及副鼻窦3部分。

【生理功能】　鼻是嗅觉器官，也是呼吸器官，可过滤空气，使空气暖化湿润。

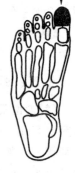

【反射区位置】　位于双足拇趾趾腹内侧延伸到拇趾趾甲的根部，第1趾间关节前。右鼻的反射区在左足，左鼻的反射区在右足。如图6-8所示。

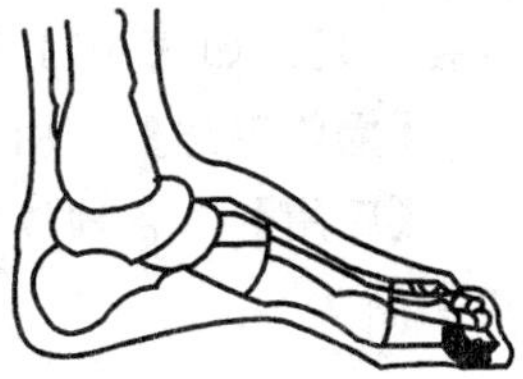

【操作手法】　用拇指尖端施压法。

图 6-8

【应用】　鼻塞、流鼻涕和急慢性鼻炎、鼻出血、过敏性鼻炎、鼻窦炎等鼻部疾患及上呼吸道感染。

九、头部（大脑）

【解剖位置】　头部最重要的器官是人的大脑。大脑位于颅腔之中，一般重量在1200～1500g之间，约构成人体重量的1/50。

【生理功能】　人的大脑皮层高度发达，具有感觉分析功能，调节躯体运动及内脏活动功能，调节体温、生殖功能以及语言、学习、记忆、思维等高级功能。

【反射区位置】　位于双足拇趾趾腹全部。右半球大脑的反射区在左足，左半球大脑的反射区在右足。如图6-9所示。

【操作手法】　用单食指扣拳法或拇指扣拳法。

【应用】　高血压，低血压，脑血管意外（中风）后遗症，脑震荡，头晕，头痛，失眠等。

图 6-9

十、眼

【生理功能】　接受光波刺激并产生视觉。

【反射区位置】　位于双足第 2 趾与第 3 趾根部的（包括足底和足背两个位置）。右眼的反射区在左足，左眼的反射区在右足。如图 6-10 所示。

【操作手法】　用单食指扣拳法。

【应用】　结膜炎，角膜炎，近视，远视，老花眼，青光眼，白内障等眼疾及眼底出血。

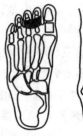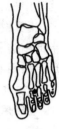

图 6-10

十一、耳

【生理功能】　接受声波刺激并产生听觉。

【反射区位置】　位于双足第 4 趾与第 5 趾根部（包括足底和足背两个位置）。右耳的反射区在左足，左耳的反射区在右足。如图 6-11 所示。

【操作手法】　用单食指扣拳法。

【应用】　各种耳部疾病（如耳道炎、耳鸣、重听）及鼻咽癌等。

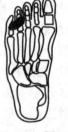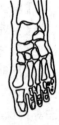

图 6-11

十二、颈项

【解剖位置】　颈项位于头部与胸部之间，前部称为颈部，后部称为项部。

【生理功能】　是头部与躯体的联系要道，能协调头部各个方位的运动。

【反射区位置】　位于双足拇趾根部横纹处。右侧颈项的反射区在左足，左侧颈项的反射区在右足。如图 6-12 所示。

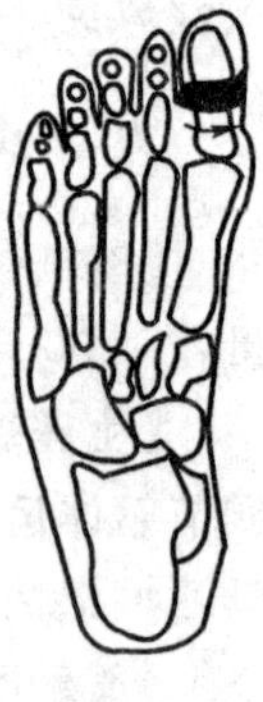

【操作手法】　用单拇指指腹按压法（敏感点在足背拇趾根部靠近第 2 趾一侧）。

【应用】　颈部酸痛、僵硬，颈部软组织损伤等颈部疾患及高血压等。

图 6-12

十三、颈椎

【解剖位置】　颈椎位于脊椎最上端，由 7 节颈椎体构成，棘突短而分叉，横突上有孔称横突孔。横突末端有 2 个结节，称前结节和后结节。第 6 颈椎的前结节较大，颈总动脉经其前面上行，头部受伤严重出血时，可在此压迫颈总动脉暂时止血进行急救，故又称颈动脉结节。

【生理功能】 支持头部作各种运动。

【反射区位置】 位于双足拇趾根部内侧横纹尽头处。如图 6-13 所示。

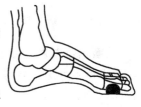

图 6-13

【操作手法】 用双指钳法。

【应用】 颈项僵硬，颈项酸痛，各种颈椎病变以及骨刺，因颈椎病引起的手麻、手痛和头痛、头晕等。

十四、甲状旁腺

【解剖位置】 甲状旁腺（亦称为副甲状腺）位于甲状腺侧叶后面。一般有上、下两对，为淡红色的圆形或成扁平长形的小体，每个重 0.05～0.3g。

【生理功能】 甲状旁腺的激素有调节体内钙、磷代谢的作用。若该腺全部被切除，血钙的浓度降低则出现手足搐搦，可致死亡。

【反射区位置】 位于双足足底内缘第 1 跖趾关节前方凹陷处。如图 6-14 所示。

【操作手法】 用双指钳法。

【应用】 甲状旁腺功能低下引起的缺钙症状如筋骨酸痛、抽筋、手足麻痹或痉挛，指甲脆弱，白内障，并可用于癫痫发作时的急救等。

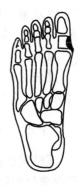

图 6-14

十五、甲状腺

【解剖位置】 甲状腺位于颈前部，由筋膜固定在喉软骨上。呈棕红色，重约 20～40g，由两个侧叶和一个甲状腺峡组成。

【生理功能】 是碘的储存处并分泌甲状腺激素，其主要作用是促进机体的新陈代谢、维持机体的正常生长发育，尤其对骨骼和神经系统的发育十分重要。

【反射区位置】 位于双足足底第 1 跖骨与第 2 跖骨之间，成弯带状。如图 6-15 所示。

【操作手法】 用单拇指指腹按压法，从第 1 跖趾关节后向趾缝方向按摩3～4 次。亦可用拇指扣拳法反方向按摩。

【应用】 甲状腺功能亢进或低下，甲状腺炎，甲状腺肿大及肥胖症，新陈代谢失调以及心悸、失眠和情绪不稳定等。

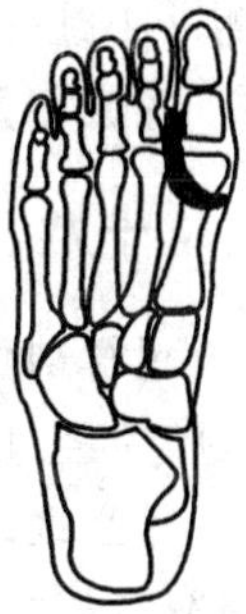

图 6-15

十六、肾上腺

【解剖位置】 肾上腺位于肾的上端，左右各一。右侧呈三角形，与肝相连。左侧近似半月形，与胃为界。每个肾上腺约重 7g，由表面的皮质和内层的髓质构成。

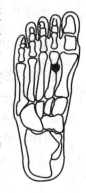

【生理功能】 肾上腺皮质分泌激素，包括糖皮质激素、盐皮质激素及性激素，其功能是维持体内水盐代谢的平衡、糖和蛋白质代谢的平衡等。皮质对人体极为重要，如将两侧皮质全部切除，可导致死亡。髓质分泌肾上腺素及去甲肾上腺素，前者可使血管收缩，血压上升，心跳加强加快，对机体起应急的作用；后者可使全身小动脉明显收缩，血压升高。

【反射区位置】 位于双足足底第 1 跖骨与跖趾关节所形成的"人"字形交叉点稍外侧。如图 6-16 所示。

【操作手法】 用单食指扣拳法。

【应用】 心律不齐，昏厥，炎症，过敏，哮喘，风湿病，关节炎，肾上腺皮质不全等。

图 6-16

十七、斜方肌

【解剖位置】 斜方肌位于项部和背部，成扁平三角形，左右两肌合成斜方形，故称斜方肌。

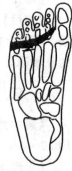

【生理功能】 使肩胛骨向脊柱靠拢，其上部肌束可上提肩胛骨，下部肌束可下降肩胛骨。

【反射区位置】 位于双足足底，在眼、耳反射区后方，成一横带状。如图 6-17 所示。

【操作手法】 用单食指扣拳法或拇指扣拳法，在该反射区由外侧（小趾一侧）向内侧（拇趾一侧）按摩 4～5 次。

图 6-17

【应用】 颈部及肩背酸痛，手无力，手酸麻，落枕等。

十八、肺及支气管

【解剖位置】 肺位于胸腔之内，纵隔两侧，左右各一。中间为心脏。气管入肺后经过反复分支，越分越细，形成支气管树。

【生理功能】 为了维持人体的新陈代谢和功能活动，机体必须不断从外界摄取氧气并将二氧化碳排出体外。肺是进行气体交换的主要场所。

【反射区位置】　位于双足斜方肌反射区后方（向足跟方向）。自甲状腺反射区向外到肩反射区处约一横指宽的带状区域。支气管敏感带：自肺反射区中部向第 3 趾延伸。如图 6-18 所示。

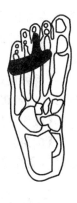

【操作手法】　用单食指扣拳法或拇指扣拳法，自内侧（拇趾一侧）向外侧（小趾一侧）按摩 4～5 次。对支气管敏感带改用拇指尖端施压法或单拇指指腹按压法从足底肺反射区向第 3 趾按摩。

【应用】　肺部及支气管疾患如肺炎、支气管炎、哮喘、非传染性肺结核、肺气肿、胸闷等。

图 6-18

十九、心

【解剖位置】　心是中空的肌性器官，位于胸腔的前纵隔内，左右肺之间，2/3 在正中线的左侧。

【生理功能】　心是心血管系统的中枢。它不断地有节律地搏动，以推动血液循环的正常进行。

【反射区位置】　位于左足足底第 4 跖骨与第 5 跖骨间，在肺反射区的后方（向足跟方向）。如图 6-19 所示。

【操作手法】

1. 轻手法　以拇指指腹自足跟向足趾方向推按。

2. 中手法　以食指第 2 指节背面向足趾方向推按。

3. 重手法　以一手持足，另一手半握拳，食指弯曲，以食指第 1 指间关节顶点施力，由足跟向足趾方向按摩 3～4 次。

图 6-19

4. 使用注意　施术时先用轻手法，如患者能承受，再用中手法，如患者无异状，再用重手法。

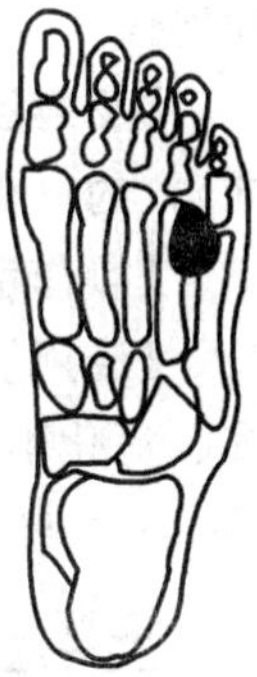

【应用】　常作为操作前心脏反射区的检查及寻找操作的平均力度之用。主要用于治疗心脏疾患如心律不齐、心功能不全、心绞痛、心肌梗死的恢复期、心力衰竭的恢复期等。

二十、脾

【解剖位置】　脾位于左季肋区的后外侧，胃底与膈之间，恰与第 9～11 肋骨相对。脾为椭圆形器官，质软而脆，呈暗红色。受暴力打击易破裂，造成致命性出血。

【生理功能】　脾有贮血功能，贮有约 30％的血小板，能产生淋巴细胞，并产生抗体参与体内免疫反应。脾能吞噬死亡和衰老的红细胞，为红细胞"修整"结构，吞噬细菌和清除血液中的其他异物。

【反射区位置】 位于左足足底第 4、5 跖骨之间，心脏反射区后（向足跟方向）一横指处。如图 6-20 所示。

【操作手法】 用单食指扣拳法或拇指扣拳法。

【应用】 贫血，皮肤病，食欲不振，消化不良，发烧，炎症，可增强免疫功能。

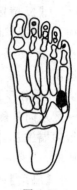

图 6-20

二十一、胃

【解剖位置】 胃大部分位于左季肋区，小部分位于腹上部。以贲门（第 11 胸椎左侧）上接食道，幽门（第 1 腰椎右侧）下连十二指肠。

【生理功能】 胃具有容纳食物、分泌胃液、初步消化食物的功能。

【反射区位置】 位于双足足底第 1 跖趾关节后方（向足跟方向），约一横指幅宽。如图 6-21 所示。

【操作手法】 用单食指扣拳法或拇指扣拳法。

【应用】 胃部疾患如恶心、呕吐、胃痛、胃胀、胃酸过多、消化不良、急慢性胃炎、胃下垂以及失眠、免疫功能下降等。

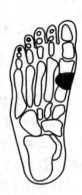

图 6-21

二十二、胰

【解剖位置】 胰位于胃的后方，横贴于腹后壁，平第 1、2 腰椎处。外形狭长呈三棱形，重约 70g。

【生理功能】 胰兼有内分泌和外分泌两种功能。内分泌——分泌胰岛素等激素，对人体内糖及其他营养物质的代谢起重要的调节作用。外分泌——分泌胰液，对消化过程（特别是对蛋白质和脂肪的消化）起重要作用。

【反射区位置】 位于双足足底内侧胃反射区与十二指肠反射区之间。如图 6-22 所示。

【操作手法】 用单食指扣拳法或拇指扣拳法。

【应用】 消化系统及胰脏本身疾患如胰腺炎，以及糖尿病等。

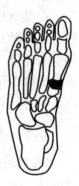

图 6-22

二十三、十二指肠

【解剖位置】　十二指肠位于右上腹，是小肠的起始部分，全长约 25cm，上接胃的幽门，下连空肠，呈"C"字形包围着胰头。

【生理功能】　消化及吸收营养物质。

【反射区位置】　位于双足足底第 1 跖骨与楔骨关节前方（向足趾方向），胃及胰反射区的后方（向足跟方向）。如图 6-23 所示。

【操作手法】　用单食指扣拳法或拇指扣拳法。

【应用】　胃及十二指肠疾患如腹胀、消化不良、十二指肠溃疡、食欲不振以及食物中毒等。

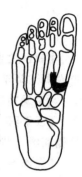

图 6-23

二十四、小肠

【解剖位置】　位于腹腔中下部，上起自胃的幽门，下至盲肠，与大肠相连接，长 5～7m。

【生理功能】　小肠是食物消化吸收最重要的场所，小肠能不断蠕动，使内容物向前运动，同时，分泌肠液进行消化并吸收营养成分。小肠有淋巴组织，可消灭有害的细菌。

【反射区位置】　位于双足足底中部凹入区域，被升结肠、横结肠、降结肠、乙状结肠及直肠等反射区所包围。如图 6-24 所示。

【操作手法】　用双指扣拳法或三指扣拳法。

【应用】　消化系统疾患如胃肠胀气、腹泻、腹痛、急慢性肠炎以及营养不良性疾病等。

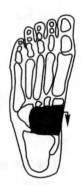

图 6-24

二十五、横结肠

【解剖位置】　横结肠位于腹部，全部被腹膜所包裹。起自右上腹，接升结肠向左腹部至脾脏附近转向下接降结肠。后方借横结肠系膜附着于右肾、十二指肠与胰腺的前面。

【生理功能】　吸收营养物质，运送废物。

【反射区位置】　位于双足足底中间，横越足底成一横带状。如图 6-25 所示。

【操作手法】　用单食指扣拳法，左足由内侧向外侧按摩，右足由外侧向内侧按摩。

【应用】　消化系统疾患，如腹泻、腹痛、胃肠炎等。

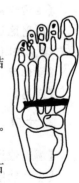

图 6-25

二十六、降结肠

【解剖位置】 降结肠始于结肠左曲，与横结肠相接，沿腹后壁左侧下降至左髂嵴处，移行于乙状结肠。

【生理功能】 吸收营养物质，运送废物。

【反射区位置】 位于左足足底中部，沿骰骨外缘下行至跟骨外侧前缘，与足外侧线平行成竖条状。如图 6-26 所示。

【操作手法】 用单食指扣拳法，由足趾向足跟方向按摩。

【应用】 消化系统疾患，如腹泻、腹痛、胃肠炎等。

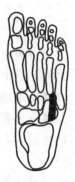

图 6-26

二十七、乙状结肠及直肠

【解剖位置】 乙状结肠位于左下腹髂窝内，呈"乙"字弯曲，上接降结肠，向下进入盆腔与直肠相接。直肠位于左下腹盆腔内，骶、尾骨的前方，长 12～15cm，上端接乙状结肠，下端终于肛门。

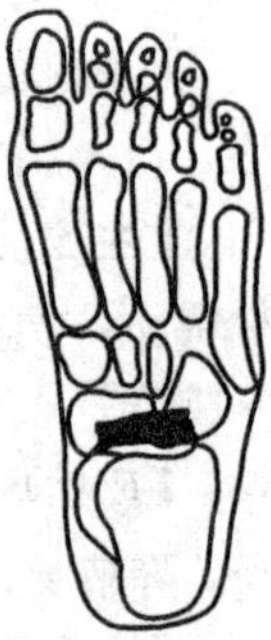

【生理功能】 运送大便至肛门排出。

【反射区位置】 位于左足足底跟骨前缘成一横带状。如图 6-27 所示。

【操作手法】 用单食指扣拳法，由外侧向内侧按摩。

【应用】 乙状结肠及直肠疾患如乙状结肠及直肠炎症、息肉、便秘等。

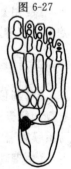

图 6-27

二十八、肛门

【生理功能】 排出粪便。

【反射区位置】 位于左足足底跟骨前缘乙状结肠及直肠反射区的末端。如图 6-28 所示。

【操作手法】 用单食指扣拳法。

【应用】 便秘，痔疮，瘘管等。

二十九、肝

图 6-28

【解剖位置】 肝位于腹腔右上部，为人体最大腺体，重约 1500g。

【生理功能】 肝不仅分泌胆汁参与消化活动，而且还有代谢、贮存糖原、解毒、吞噬防御等重要功能。

【反射区位置】　位于右足足底第 4 跖骨与第 5 跖骨间，在肺反射区的后方（向足跟方向）。如图 6-29 所示。

【操作手法】　用单食指扣拳法。

【应用】　肝脏疾患，如肝炎、肝硬化、肝肿大及黄疸等。对于重症肝炎者此处不宜久按。

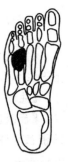

图 6-29

三十、胆囊

【解剖位置】　胆囊位于肝右叶下方，容量 40～60ml。

【生理功能】　贮存和浓缩胆汁，进食时将胆汁排入十二指肠，对食物进行消化。

【反射区位置】　位于右足足底第 3 跖骨与第 4 跖骨间，在肺反射区后方（向足跟方向），肝脏反射区之内侧。如图 6-30 所示。

【操作手法】　用单食指扣拳法。

【应用】　胆囊疾患，如胆结石、黄疸、胆囊炎等。

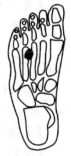

图 6-30

三十一、盲肠（及阑尾）

【解剖位置】　盲肠位于右下腹，是大肠的起始部，上接小肠，下连升结肠。盲肠内下方是阑尾，位于右髂窝内。

【生理功能】　盲肠有增强肠蠕动，排泄废物功能。阑尾有免疫功能。

【反射区位置】　位于右足足底跟骨前缘靠近外侧，与小肠及升结肠的反射区相连接。如图 6-31 所示。

【操作手法】　用单食指扣拳法。

【应用】　腹胀、阑尾炎。

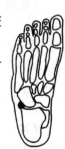

图 6-31

三十二、回盲瓣

【解剖位置】　回盲瓣位于回肠通入盲肠入口处。

【生理功能】　有延缓小肠内容物进入大肠，使之得到充分消化吸收，并防止大肠内容物逆流入回肠的作用。

【反射区位置】　位于右足足底跟骨前缘靠近外侧，在盲肠反射区的前方（向足趾方向）。如图 6-32 所示。

【操作手法】　用单食指扣拳法。

【应用】　增强回盲瓣的功能，消化系统吸收障碍性疾病。

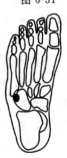

图 6-32

三十三、升结肠

【解剖位置】　升结肠位于右腹部，连接盲肠，沿腹后壁右侧上升，到肝右叶下面转向左，形成结肠右曲，转入横结肠。

【生理功能】　吸收营养物质，运送废物。

【反射区位置】　位于右足足底小肠反射区外侧与足外侧平行的带状区域。从跟骨前缘，骰骨外侧上行至第5跖骨底部。如图6-33所示。

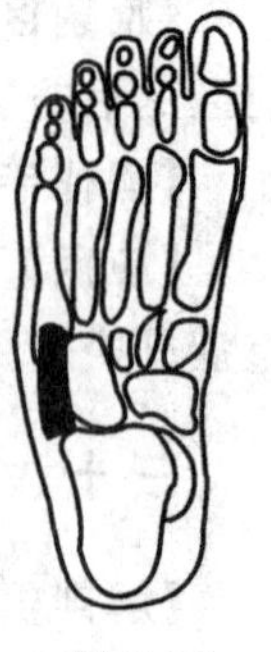

图 6-33

【操作手法】　用单食指扣拳法，由足跟向足趾方向按摩。

【应用】　消化系统疾患如腹泻、腹痛、肠炎、便秘等。

三十四、腹腔神经丛

【解剖位置】　腹腔神经丛又称太阳丛，分布于腹腔器官的周围，是交感神经及副交感神经的分支，是最大的植物神经丛。

【生理功能】　调节胃肠等脏器的功能。

【反射区位置】　位于双足足底中心，分布在肾反射区与胃反射区附近。如图6-34所示。

图 6-34

【操作手法】　用单食指扣拳法，由足跟向足趾方向挑刮5～6次。

【应用】　消化系统的神经性疾患，如腹胀、腹泻、胃肠痉挛等引起的腹痛等。

三十五、生殖腺

【解剖位置】　男性生殖腺是睾丸。睾丸位于阴囊内，左右各一。女性生殖腺是卵巢，位于骨盆内，左右各一。

【生理功能】　睾丸为生产精子和分泌男性激素的器官。卵巢是产生卵子和分泌女性激素的器官。

【反射区位置】

1. 位置一　双足足底足跟中央处。如图6-35-1所示。

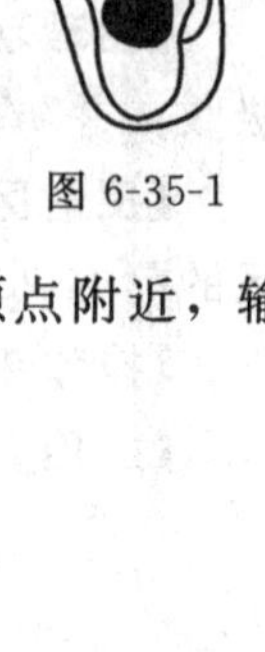

图 6-35-1

2. 位置二　双足外踝后下方跟骨腱前方的三角形区域（与前列腺或子宫反射区位置相对称），睾丸、卵巢的敏感点在三角形直角顶点附近，输精管、输卵管的敏感带在三角形斜边。如图6-35-2所示。

【操作手法】

1. 对于位置一的操作　用单食指扣拳法。

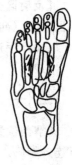

2. 对于位置二的操作 用单食指桡侧刮压法。

【应用】 性功能低下，不孕症，月经不调，痛经，更年期综合征等。

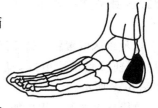

图 6-35-2

三十六、胸椎

【解剖位置】 胸椎位于脊椎的上段。上接颈椎，下连腰椎，由 12 节胸椎骨构成。

【生理功能】 胸椎是脊椎的一段。脊椎作为人身体的支柱，在活动时保持全身平衡。脊髓既有神经传导功能，又有反射功能。

【反射区位置】 位于双足足弓内侧缘跖骨下方，从跖趾关节直至楔骨关节止。如图 6-36 所示。

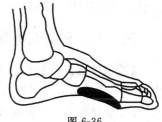

图 6-36

【操作手法】 用单拇指指腹按压法，沿着足弓内侧缘从足趾向足跟方向按摩。

【应用】 肩背酸痛，胸椎骨刺、椎间盘突出及其他胸椎疾患。

三十七、腰椎

【解剖位置】 腰椎位于脊椎的中段，上接胸椎，下连骶骨，由 5 节腰椎骨构成。

【生理功能】 腰椎是脊椎的一段。脊椎是人身体的支柱，在活动时保持全身平衡。脊髓既有神经传导功能，又有反射功能。

【反射区位置】 位于双足足弓内侧缘楔骨至舟骨下方。上接胸椎反射区下连骶骨及尾骨反射区。如图 6-37 所示。

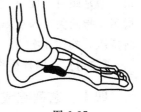

图 6-37

【操作手法】 用单拇指指腹按压法，沿足弓内侧缘从足趾向足跟方向按摩。

【应用】 腰背酸痛，腰椎间盘突出、骨刺及其他腰椎疾患。

三十八、骶骨及尾骨

【解剖位置】 骶骨位于脊椎的末段，上接腰椎，下接尾骨，由 5 块骶椎融合而成，呈三角形，略带弯曲。尾骨是脊椎的尾部，由 4～5 块退化的尾椎结合而成，形体较小，上部与骶骨相接，下端游离。

【生理功能】 骶骨及尾骨是脊椎的一段。脊椎是人身体的支柱，在活动时保持全身平衡。脊髓既有神经传导功能，又有反射机能。

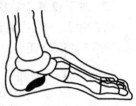

　　【反射区位置】　位于双足足弓内侧缘距骨下方到跟骨止，前接腰椎反射区，后连臀部及坐骨神经反射区。如图 6-38 所示。

图 6-38

　　【操作手法】　用单拇指指腹按压法，沿足弓内侧缘向足跟方向按摩。

　　【应用】　骶骨骨刺，骶椎受伤，尾骨受伤后遗症，生殖系统病变，坐骨神经痛，排尿困难，疝等。

三十九、臀部及坐骨神经（内侧）

　　【解剖位置】　臀部位于腰下方。坐骨神经是全身最粗大的神经，从盆腔经大转子与坐骨结节之间沿股后侧下行，至腘窝前方分为胫神经和腓总神经。

　　【生理功能】　臀部是乘坐部位并保护坐骨神经及血管。坐骨神经及其分支支配大腿、小腿、足部的运动和感觉。

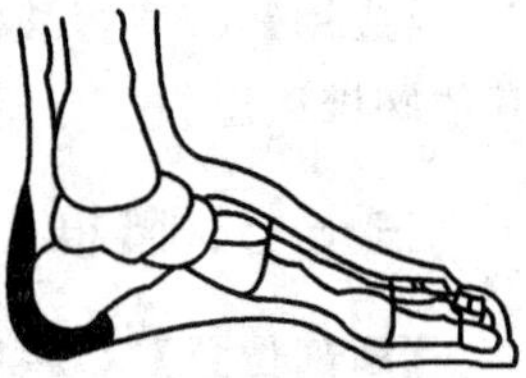

　　【反射区位置】　位于双足足底内侧，沿跟骨结节后方内侧的一带状区域。如图 6-39 所示。

图 6-39

　　【操作手法】　用单食指桡侧刮压法。以食指侧缘施力，沿足跟自上而下刮压至足跟部内侧，在该处改以食指第 1 指间关节顶点施力，进行定点按压后轻轻抬起，再沿足跟内侧缘向足趾方向按压，共作 3 次。

　　【应用】　尾骨受伤后遗症，坐骨神经痛，下肢运动障碍及感觉障碍等。

四十、前列腺或子宫

　　【解剖位置】
　　1. 男性　前列腺位于膀胱下方，围绕膀胱颈和尿道起始部，被尿道和射精管贯穿。后面与直肠相邻。
　　2. 女性　子宫是一中空的肌性器官，位于盆腔中央，前邻膀胱，后依直肠。

　　【生理功能】
　　1. 男性　前列腺分泌乳白色的弱碱性液体，为精液的主要成分。老年人可因前列腺结缔组织增生而形成前列腺肥大，压迫尿道，致使排尿困难。
　　2. 女性　子宫是受精卵发育成长为胎儿的场所。

【反射区位置】　　位于足跟骨内侧，踝骨后下方的三角形区域。前列腺或子宫的敏感点在三角形直角顶点附近，子宫颈的敏感点在三角形斜边的上段，尿道及阴道反射区尽头处。如图 6-40 所示。

【操作手法】　　用单食指桡侧刮压法及拇指指腹按压法。

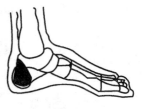

图 6-40

【应用】

1. 男性　前列腺肥大，前列腺炎，尿频，排尿困难，尿血，尿道疼痛。

2. 女性　子宫肌瘤，痛经，月经不调，子宫下垂及其他子宫疾患。

四十一、尿道及阴道

【解剖位置】

1. 男性　尿道起自膀胱，终于阴茎头，全长 16～20cm。

2. 女性　尿道从膀胱到阴蒂头后方尿道外口，全长 3～5cm。女性的阴道与子宫连接。

【生理功能】

1. 男性　尿道兼有排尿和排精的功能。

2. 女性　尿道仅有排尿功能。阴道是女性的性交器官，是导入精液、排出月经和分娩胎儿的通道。

【反射区位置】　　位于双足足跟内侧，自膀胱反射区斜向上延伸至距骨与舟骨之间缝。如图 6-41 所示。

【操作手法】　　足部保持外展位。用单拇指指腹按压法。

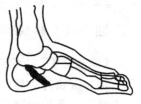

图 6-41

【应用】　　泌尿系感染，阳痿、早泄、阴冷等。

四十二、髋关节

【解剖位置】　　髋关节由髋臼和股骨头构成，是躯体与下肢的连接部。

【生理功能】　　可作屈、伸、收、展，内旋及外旋运动。

【反射区位置】　　包括双足内踝下缘及外踝下缘，共 4 个位置。如图 6-42 所示。

【操作手法】　　用单拇指指腹按压法。

【应用】　　髋关节痛，坐骨神经痛，腰背痛等。

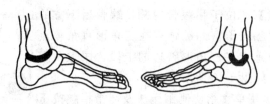

图 6-42

四十三、直肠及肛门

【解剖位置】 直肠是大肠的末段，长 12～15cm，位于盆腔内，骶、尾骨的前方，上接乙状结肠，下端终于肛门。

【生理功能】 暂时储存并排出粪便。

【反射区位置】 位于胫骨内侧后方，趾长屈肌腱间，从踝骨后方向上延伸四横指的一带状区域。如图 6-43 所示。

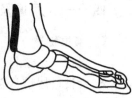

图 6-43

【操作手法】 用单拇指指腹按压法，自踝骨后方向上推按。

【应用】 痔疮，便秘，直肠炎症等。

四十四、腹股沟

【解剖位置】 腹股沟区是指下腹部两侧的三角区域。男性的精索，女性的子宫圆韧带通过腹股沟管，腹壁在此形成一条裂隙。当站立时该区承担的腹内压力比平卧时高三倍，故疝多发生于此区。

【反射区位置】 位于内踝尖上方二横指胫骨内侧凹陷处。如图 6-44 所示。

图 6-44

【操作手法】 用单拇指指腹按压法。

【应用】 生殖系统疾患，疝。

四十五、臀部及坐骨神经（外侧）

【解剖位置】 臀部位于腰下方。坐骨神经是全身最粗大的神经，从盆腔经大转子与坐骨结节之间沿股后侧下行，至腘窝前方分为胫神经和腓总神经。

【生理功能】 臀部是乘坐部位并保护坐骨神经及血管。坐骨神经及其分支支配大腿、小腿、足部的运动和感觉。

【反射区位置】 位于双足足底外侧，沿跟骨结节后方外侧的一带状区域。如图 6-45 所示。

【操作手法】 用单食指桡侧刮压法。以食指侧缘施力，沿足跟自上而下刮压至足跟部外侧，在该处改以食指第 1 指间关节顶点施力，进行定点按压后轻轻抬起，再沿足跟外侧缘向足趾方向按压，共作 3 次。

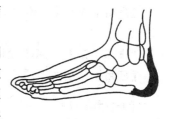

图 6-45

【应用】 尾骨受伤后遗症，坐骨神经痛，下肢运动障碍及感觉障碍等。

四十六、下腹部

【解剖位置】 下腹部是指盆腔，有膀胱、前列腺、子宫、阴道、直肠等器官。

【生理功能】 调节所属器官的排泄功能。

【反射区位置】 位于双足腓骨外侧后方向上延伸约 4cm 的一带状区域。如图 6-46 所示。

【操作手法】 用单拇指指腹按压法。

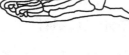

图 6-46

【应用】 男性膀胱炎、前列腺炎、疝、便秘、直肠炎等；女性痛经、闭经、盆腔炎等。

四十七、膝

【解剖位置】 膝关节由股骨内、外侧髁，胫骨内、外侧髁及髌骨构成。

【生理功能】 膝关节主要进行屈、伸运动，当屈膝时，在垂直轴上，小腿可作轻度的内旋、外旋运动。

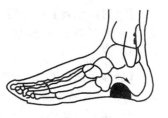

图 6-47

【反射区位置】 位于双足外侧骰骨与跟骨前缘所形成的凹陷处。如图 6-47 所示。

【操作手法】 用单食指扣拳法。

【应用】 膝关节炎、膝关节痛等。

四十八、肘

【解剖位置】 肘关节属于复合关节，由肱骨下端和尺、桡骨上端构成。包括肱尺关节、肱桡关节、桡尺近侧关节，三个关节包在一个关节囊内。

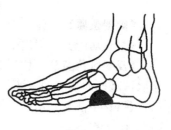

图 6-48

【生理功能】 可作屈、伸动作。

【反射区位置】　位于双足外侧第 5 跖骨粗隆凸起的前、后两侧。如图 6-48 所示。

【操作手法】　用单食指扣拳法。

【应用】　肘关节受伤，肘关节酸痛，肘关节炎。

四十九、肩

【解剖位置】　由肱骨头和肩胛骨关节盂构成。

【生理功能】　使上肢做各方位多种运动。

【反射区位置】　位于双足足底外侧第 5 跖趾关节处。如图 6-49 所示。

【操作手法】　用单食指扣拳法。

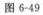

图 6-49

【应用】　肩周炎，手臂无力，肩酸痛，手麻等。

五十、肩胛骨

【解剖位置】　肩胛骨位于背部，界于第 2～7 肋骨之间，是三角形的扁骨。

【生理功能】　保护胸廓后壁，协助肩关节活动。

【反射区位置】　位于双足足背沿第 4 跖骨与第 5 跖骨之间延伸到骰骨的一带状区域。如图 6-50 所示。

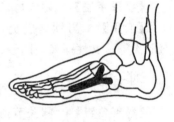

图 6-50

【操作手法】　用双拇指指腹推压法沿足趾方向向近心端推按至骨突处左右分开。

【应用】　肩周炎、颈椎病等引起的肩背酸痛及肩关节活动障碍。

五十一、上颌

【解剖位置】　位于上牙齿的根部，腭骨与上颌骨的连接处。

【生理功能】　固定上牙和协助咀嚼。

【反射区位置】　位于双足足背拇趾趾间关节横纹前方的一横带状区域。如图 6-51 所示。

【操作手法】　用拇指尖端施压法或单食指扣拳法，由内向外按摩 3～4 次。

【应用】　牙痛，口腔发炎，牙周病，牙龈炎，味觉障碍，打鼾等。

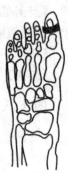

图 6-51

五十二、下颌

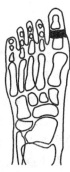

【解剖位置】 位于下牙齿的根部，腭骨与下颌骨连接处。

【生理功能】 固定下牙和协助咀嚼。

【反射区位置】 位于双足足背拇趾趾间关节横纹后方的一横带状区域。如图 6-52 所示。

【操作手法】 用拇指尖端施压法，由内向外按摩。

【应用】 牙痛，口腔发炎，牙周病，牙龈炎，味觉障碍，打鼾等。

图 6-52

五十三、扁桃腺

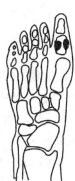

【解剖位置】 扁桃腺位于口与咽喉之间，由淋巴组织构成，是口腔通向咽喉的门户。

【生理功能】 能产生淋巴细胞和抗体，增强机体免疫机能。

【反射区位置】 位于双足足背拇趾第 2 节上，肌腱的左右两边。如图 6-53 所示。

【操作手法】 用拇指尖端施压法或单食指扣拳法，定点按摩 3～5 次。

【应用】 上呼吸道感染，扁桃腺炎症（扁桃腺肿胀、化脓、肥大等）。

图 6-53

五十四、喉与气管及食管

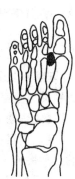

【解剖位置】 喉位于颈前部中间。上方借韧带连于舌骨，下方续接气管。气管为略扁平的圆筒状管道，具有弹性。上端与喉相连，向下进入胸腔。食管（即食道）上起于咽，下连于胃，长约 25cm。

【生理功能】 喉既是呼吸道，又是发音器官。食道是输送食物的肌性管道。气管是肺与外界通气的管道。

【反射区位置】 位于双足足背第 1、2 趾关节处。如图 6-54 所示。

【操作手法】 用单食指推压法或拇指尖端施压法。

【应用】 咽炎，喉痛，咳嗽，气喘，气管炎，上呼吸道感染，声音微弱，嘶哑，食道疾患，支气管疾患。

图 6-54

五十五、胸部淋巴腺

【解剖位置】 胸部淋巴腺包括胸导管、乳糜池、胸腺等。胸导管是全身最大的淋巴管，从乳糜池上行，它收纳占全身 3/4 的淋巴。胸腺位于胸腔前纵隔上部，胸骨柄后方。

【生理功能】 胸腺是一个淋巴器官，兼有内分泌功能。胸腺的网状上皮细胞分泌胸腺素，能使来自骨髓等处的原始淋巴细胞，从无免疫能力转化为具有免疫能力的 T 细胞。

【反射区位置】 位于双足足背第 1 跖骨及第 2 跖骨间缝处。如图 6-55 所示。

【操作手法】 用单食指推压法。

【应用】 各种炎症，发热，囊肿，可增强免疫抗癌能力。

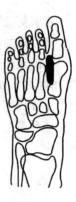

图 6-55

五十六、内耳迷路

【解剖位置】 内耳位于颞骨岩部内，介于鼓室与内耳道之间。由构造复杂的弯曲管道组成，故称迷路。

【生理功能】 内耳迷路有前庭神经，功能是传导平衡感觉冲动。

【反射区位置】 位于双足足背第 4 跖骨和第 5 跖骨间缝的前端，止于第 4、5 跖趾关节。如图 6-56 所示。

【操作手法】 用单食指推压法或拇指尖端施压法。

【应用】 头晕，眼花，晕车，晕船，高血压，低血压，耳鸣，平衡障碍，昏迷及梅尼埃病等。

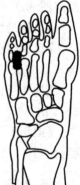

图 6-56

五十七、胸

【解剖位置】 胸部的上界是由胸骨颈静脉切迹、锁骨，再从肩锁关节至第 7 颈椎棘突的连线为界。下界相当于胸廓下口。

【生理功能】 支持和保护心肺重要器官，协调肺的呼吸。

【反射区位置】 位于双足足背第 2、3、4 跖骨所形成的区域。如图 6-57 所示。

【操作手法】 用双拇指指腹推压法。以双手拇指指腹施力由足趾向足背方向推按。

【应用】 乳腺炎，乳腺增生，乳腺癌，食道疾患等。

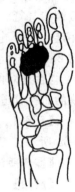

图 6-57

五十八、膈

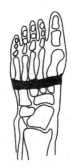

【解剖位置】　膈是肌肉性构造，呈穹隆状，凸向上，封闭胸廓下口，将胸腔与腹腔分隔为两部分。

【生理功能】　膈是重要的呼吸肌，通过收缩与松弛帮助呼吸，还通过收缩增加腹压，促进排便及分娩。

【反射区位置】　位于双足足背跖骨、楔骨、骰骨关节处，横跨足背形成一带状区域。如图 6-58 所示。

图 6-58

【操作手法】　用双食指刮压法，自足背中央向两侧刮按。

【应用】　打嗝，腹胀，腹痛，恶心，呕吐，膈肌痉挛，横膈膜疝等。

五十九、肋骨

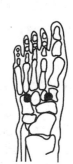

【解剖位置】　这里讲的肋骨是指第 11、12 对肋软骨，它们游离于腹壁肌层中，称为浮肋。

【生理功能】　保护心肺等重要脏器，协调肺的呼吸。

【反射区位置】　内侧肋骨反射区位于双足足背第 1 楔骨与舟骨间。外侧肋骨反射区在骰骨、舟骨和距骨间。如图 6-59 所示。

【操作手法】　用单拇指指腹按压法。

【应用】　肋骨的各种病变，胸闷，肋膜炎等。

图 6-59

六十、上身淋巴腺

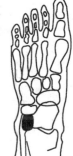

【解剖位置】　上身淋巴腺是指脐以上、颈部以下，包括胸部与上肢的淋巴系统（淋巴管与淋巴结）。

【生理功能】　淋巴有重要免疫功能。淋巴液的回流能回收蛋白质、运送营养物质等，对维持人体正常生命活动有重要意义。

【反射区位置】　位于双足外踝前，由距骨、外踝构成的凹陷部位。如图 6-60 所示。

【操作手法】　用单食指扣拳法或单拇指指腹按压法。

【应用】　各种炎症，发热，囊肿，肌瘤，蜂窝组织炎，可增强免疫抗癌能力。

图 6-60

六十一、下身淋巴腺

【解剖位置】　下身淋巴腺位于脐以下，包括腹部、盆腔部及下肢的淋巴系统（淋巴结与淋巴管）。

【生理功能】　淋巴有重要免疫功能。淋巴液的回流能回收蛋白质、运送营养物质，对维持人体正常生命活动有重要意义。

【反射区位置】　位于双足内踝前，由距骨、内踝构成的凹陷部位。如图 6-61 所示。

【操作手法】　用单食指扣拳法或单拇指指腹按压法。

【应用】　各种炎症，发热，水肿，囊肿，肌瘤，蜂窝组织炎，可增强免疫抗癌能力。

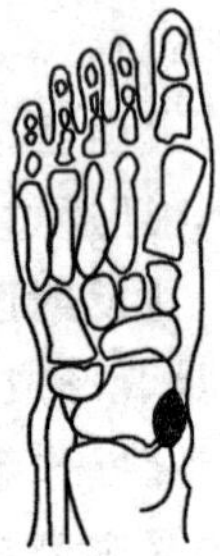

图 6-61

第七章

足反射疗法的诊查

人体各脏腑器官在足部都有其对应的反射区，当各脏腑器官功能失调时，可在相应的反射区上有所反映。因此，机体的健康状况和病理变化，常常可以从人的双足表现出来，通过对足部反射区的检查可以协助诊查疾病，这就是人们常说的"摸足诊病"。

第一节 有痛诊查

当人体某一脏腑器官发生病变时，其在足部相应的反射区对痛觉敏感度明显高于其他无病变部位的反射区，根据这一特点可有助于诊查疾病。也就是说，随着人体各脏腑器官病变程度的不同，在双足相对应的反射区上给予刺激产生的痛觉敏感程度亦不一样，如组织器官病变愈严重，相对应反射区对疼痛敏感程度愈高；组织器官病变愈轻，相对应反射区对疼痛敏感程度愈低；没有病变的组织器官其双足相对应反射区基本没有压痛反应。

一、准备工作

患者取坐位或卧位，要求全身放松。

术者洗手、修剪指甲，清洁患者双足，修剪趾甲，在准备按摩的部位均匀涂上按摩膏。

二、检查顺序

1. 先检查左足的心脏反射区，它是有痛诊查的"安全门"。检查时按轻、中、重三种手法力度依次进行。

(1) **轻手法** 用右手拇指指面在心脏反射区由近端向远端以轻、中、稍重的手法推 3 次。正常人应无疼痛，若出现疼痛则提示患者心脏有严重问题，应放弃使用有痛诊查，以免在进行中发生意外。

(2) **中手法** 用食指第 1 指间关节突起部由近端向远端逐渐加力压刮 3 次，总的力度比拇指推法要重些。若有疼痛提示心脏有轻度病变或功能性疾病，在进行有痛诊查时手法的刺激量不宜过大。

(3) 重手法 用食指第 1 指间关节突起部由轻到重定点顶压,总的力度比食指压刮要大。若前两种方法检查均无疼痛,只有做定点按压时才有疼痛,则无明显诊查意义。

2. 如患者心脏无严重问题,则先检查左足再检查右足。按照足底反射区→足内侧反射区→足外侧反射区→足背反射区的顺序,将双足的反射区采用不同的手法全部检查一遍,对疼痛敏感的反射区一一记录,再进行对比和综合判断。

三、注意事项

1. 检查时,手法力度大小要适宜,因人而异、因部位而异。如足部皮层较厚或经常做足部按摩者,对痛觉不敏感,施力应较重;有的患者病情较重,对痛觉很敏感,施力就应较轻。肺及支气管、生殖腺、斜方肌等位于肌肉较为丰厚部位的反射区,施力可较重;而膈、鼻等位于肌肉浅薄部位的反射区,施力就应较轻。总之,要避免手法力度过大则各反射区都痛、力度过小则各反射区都不痛及所有反射区都用同一力度操作的问题。

2. 术者在检查过程中应集中精神,仔细观察患者的反应。一般在判定某个反射区的疼痛程度时,以患者的自然动作和表情为依据,结合询问患者的主观感受,比较各反射区对手法的敏感度。对有压痛的反射区应采取反复检查、左右足对比、相邻反射区对比的方法予以确定,避免只根据患者叫痛的情况、夸张的动作和表情而做出错误的判断。

3. 结合临床,综合分析,不可轻易做出诊断。反射区的压痛在一定程度上能了解到相对应的脏腑器官是否有病变,但不能做出明确的诊断,而且其结果很大程度上取决于术者的个人经验及患者的个体差异性,很难做到百分之百的准确。因此,当我们在检查足部反射区发现压痛时,应结合患者的病史、体格检查、实验室检查等临床资料才能综合地做出诊断。

第二节 无痛诊查

无痛诊查是根据足的骨骼、趾甲、皮肤状态及皮下组织的异常感觉来推断相关脏腑器官病理变化的一种诊查方法。足部反射区疗法在临床上常采用有痛诊查和无痛诊查结合的方法来诊查疾病,但足底皮层过厚,药物、烟酒等造成的足部感觉迟钝,不能配合检查以及幼童和妇女对痛觉过于敏感者,均不宜使用有痛诊查法,此时可用无痛诊查法。

一、望诊

足正常的形态特点是足部足趾掌背曲线柔和丰满，趾尖圆润，足趾整齐柔软有弹性且有光泽；趾甲光亮透明，甲下色红润；足弓正常，弧度匀美；足掌前部、外缘、跟部掌垫规整，无异常增厚或软薄；趾间无足癣，掌背无异常赘物。当双足出现畸形、皮肤颜色改变、皱裂或丘疹等异常变化时，可作为无痛诊查的依据。

1. 望足的骨骼 要注意观察双足是否畸形，足的大小、厚薄、胖瘦，穿鞋有无受压变形等情况。骨骼的变异常提示一些病证。扁平足因行走缺乏弹性，足弓受损可引起脊柱生理曲度变化，易患肩背腰痛，还可引起同侧的心、肝、胆功能改变。足底内侧缘脊柱反射区的骨突畸形，则表示相对应的脊柱有病痛。足背的肋骨反射区过分突出，常考虑胸部有外伤史，亦可能为同侧肾有疾患。足趾骨骼变形者，其头部、牙齿将受影响，易患头痛、头晕、失眠、牙齿脱落等疾病。五个足趾均上翘，提示可能有精神紧张、心情不畅、精神压力过大、神经衰弱、容易疲劳等。

2. 望足的皮肤 足部的反射区皮肤若出现鸡眼、足垫、皱裂、足癣、丘疹、硬茧、龟裂、溃疡、色素沉着及纹理变化等异常情况时，往往与其相对应的脏腑器官病变有关。如小趾后方的肩反射区附近出现鸡眼、硬结，就提示有肩部的损伤。足跟生殖腺反射区出现足垫，提示男性可能性功能低下、前列腺增生或炎症；女性则月经不调或盆腔有炎症等。颈椎反射区出现月牙垫，提示可能有颈椎病。小肠反射区出现浅而乱的纹理，提示可能患有消化吸收功能障碍。

3. 望足的趾甲 足部趾甲正常的颜色形态是粉红色的、光滑而有韧性，甲半月颜色稍淡。营养不良时可表现为趾甲有纵沟、不平、薄软和剥脱等。趾甲平坦，压后不立即出现血色，半月形部分较小，提示可能患有心脏疾患。甲下出现一条或数条纵形黑线时，提示有内分泌失调、痛经、月经不调等。趾甲凹凸不平则提示慢性肝肾疾病。足大趾（头部、额窦反射区）呈暗紫色，提示患者脑血管有疾患，可能是脑中风的预兆。儿童甲下有白斑或红白相间的斑点提示虫疾。出血性疾病的患者可见甲下有出血斑。

二、触诊

足部反射区的触压感觉，可从其发生的异常变化，配合观察全足的情况来综合分析诊查。当双手接触被按摩者的足部时，会感觉到皮肤的湿冷与温润、肌肉松紧、关节灵活或僵硬，进一步检查各反射区，在按压时可感觉到的常见异常现象有以下四种。

1. 块状物　大小不一，大的如蚕豆，小的比黄豆还小，手感软硬不一。根据不同的反射区，有的属于功能性变化，如发生在直肠及肛门反射区，可能是便秘的反应，也可能是占位性病变。

2. 颗粒　是由于代谢产物中的酸类或晶体物质堆积所致，手感与气体不同，气体是时有时无，轻压可感觉到，重压则无；颗粒有实物感，越重压越明显。遇到颗粒，提示相应器官有炎症、钙化或结石等变化，多为器质性病变。如慢性胃炎、胃十二指肠溃疡病的患者，在其双足胃、十二指肠反射区触摸时，即可感觉到有明显的颗粒感。

3. 条索状物　手感为不规整的长条样物质，轻压重压都可感觉到，多提示相应的器官有陈旧性病变，也可能是相应部位曾有过手术或外伤史。如脊柱有损伤史的患者，在反射区相应部位的皮下骨骼处可摸到类似骨质增生的结节或条索状物。

4. 气感　各反射区的气感不同，在皮下结构致密的反射区，如前额、三叉神经、鼻、头部（大脑）等，呈捻发样感觉；在皮下结构疏松的反射区，如肾、输尿管、膀胱、胃、小肠等，呈水泡样感觉。反射区的气感多提示相对应的器官有功能性的变化。

这几种手感，在同一反射区中有时单独存在，也有时是几种并存。在诊查时应仔细辨别。

总之，不同的反射区，不同的病变出现的病理征也有所不同，不能一概而论。要掌握无痛诊查法，首先要有扎实的基本功，既要学习中西医病理学、诊断学等专业知识，又要经过长期临床实践取得丰富的经验，才能很快很准确地找到各反射区的敏感位置，并在施术时全神贯注，细心观察，反复对比以做出比较正确的判断。

足部反射区疗法诊查疾病，确实具有简便、迅速、准确等优点。但是，由于这种望诊和触诊的检测方法依据于受术者的反射区对刺激产生的压痛反应及反射区产生的组织变异情况，这完全取决于施术者的主观感觉和受术者的体质和反应，所以其诊查的符合率很难做到百分之百。况且，这种疗法的诊查只分辨器官不分辨病名，也就是说足部反射区诊查法虽能指出病变的组织器官，但不能辨别出病变组织器官的病因，因而这种诊查有它的局限性。所以，我们在检查足部反射区发现异常时，最好是建议患者到医院进一步检查确诊，不要轻易地下结论。

第八章
足反射区的组配

足反射区的组配就是在现代医学理论和中医学理论的指导下，根据足部反射区疗法的作用原理和反射区的性质，结合疾病的病因病理、涉及的组织器官、病情的标本缓急进行严密组合。

第一节 足反射区的分类

人体足部反射区，从其与疾病的关系上，可分为基本反射区、主要（病变）反射区、关联反射区 3 类。

一、基本反射区

是无论任何疾病都必须刺激的反射区，通常所指的基本反射区包括肾、输尿管、膀胱 3 个反射区。基本反射区是与泌尿系统相关的主要反射区，尿道也是泌尿系统的一个重要器官，而且在实际操作过程中，每做完肾、输尿管、膀胱反射区时常将尿道反射区一同操作，基于此，有人将尿道反射区也纳入到基本反射区内。基本反射区主要作用是增强泌尿系统的排泄功能，将体内有毒物质和酸性代谢产物排出体外。基本反射区在足部反射区疗法中起重要作用，无论是保健按摩，还是临床疾病的治疗，在开始和结束时都要反复按摩 3 遍。

二、主要反射区

亦称"病变反射区"，是指产生病变的组织器官或系统在足部相对应的反射区。如胃痛取胃反射区、鼻病取鼻反射区、月经不调取子宫反射区等。主要反射区的选取是根据病变所在的组织器官和系统，而与疾病的性质及具体的病证无关。因此，同一组织器官、系统的各种病证可选取相同的反射区，如腰椎间盘突出症、腰椎结核、退行性脊柱炎等疾病的腰痛性质虽然不同，但其主要反射区都是腰椎反射区。

现将临床常见病证的主要反射区列表如下（表 8-1）。

表 8-1　　　　　　　　　　　常见病证的主要反射区

常 见 病 证	主 要 反 射 区
头痛	头部（大脑）、小脑及脑干、三叉神经、前额反射区
眼病	眼反射区
耳病	耳、内耳迷路反射区
鼻病	鼻、前额反射区
咽喉痛	喉与气管及食管、扁桃腺反射区
咳嗽	肺及支气管、喉与气管及食管反射区
胃病	胃反射区
胆绞痛	胆囊反射区
项强	颈项、颈椎反射区
心悸	心反射区
便秘	升结肠、横结肠、降结肠、乙状结肠及直肠、肛门反射区
痔疮	乙状结肠及直肠、肛门反射区
肾结石	肾反射区
遗尿	膀胱反射区
子宫肌瘤	子宫反射区
前列腺炎	前列腺反射区
遗精	生殖腺反射区
痛经	下腹部、子宫反射区

三、关联反射区

　　是指与疾病的病因病理有密切联系的反射区。人体是一个有机的整体，疾病的形成往往与多个脏器有着直接或间接的联系，因此，关联反射区的选取就必须建立在对疾病的性质有较为全面和深刻的认识上。如哮喘取肾上腺反射区，各种炎症取脾、肾上腺、甲状旁腺、扁桃腺等反射区。

第二节　各系统的反射区

　　人体各组织器官在足部都有相应的反射区，反射区的排列与其相对应组织器官的解剖位置基本相同。根据现代医学理论，将反射区按 10 个系统予以归类，列表如下（表 8-2）。

表 8-2   各系统包含的反射区

系　　统	反　射　区
神经系统	头部（大脑）、小脑及脑干、三叉神经、腹腔神经丛、颈椎、胸椎、腰椎、骶骨及尾骨（内侧、外侧）、前额
运动系统	斜方肌、颈项、肩胛骨、肩、肘、膝、髋关节、肋骨、颈椎、胸椎、腰椎、骶骨及尾骨、臀部及坐骨神经（内侧）、臀部及坐骨神经（外侧）
循环系统	心、肺及支气管、上身淋巴腺、下身淋巴腺
呼吸系统	鼻、喉与气管及食管、肺及支气管、膈、胸
消化系统	上颌、下颌、喉与气管及食管、胃、肝、胆囊、胰、十二指肠、小肠、盲肠（及阑尾）、回盲瓣、升结肠、横结肠、降结肠、乙状结肠及直肠、肛门
泌尿系统	肾、输尿管、膀胱、尿道
内分泌系统	垂体、肾上腺、甲状腺、甲状旁腺、胰、生殖腺
免疫系统	脾、胸部淋巴腺、上身淋巴腺、下身淋巴腺、扁桃腺
生殖系统	前列腺或子宫、生殖腺、腹股沟、下腹部、尿道及阴道
感觉系统	眼、耳、内耳迷路、鼻

第三节　足反射区的选取原则

足部反射区治疗主要是通过手法或借助器具对反射区进行刺激来完成的，反射区的选取是否得当，直接关系到治疗效果的好坏。足反射区的选取原则可分为全足和重点治疗的选取原则、中医选取原则、现代医学选取原则三种。

一、全足和重点治疗的选取原则

用足部反射区疗法治疗疾病时，一般采取"全足按摩，重点加强"的方法，即把足部所有反射区都按摩一遍，以促进血液循环，调整全身各组织器官的功能；再根据具体病证，选取重点反射区，增加按摩的次数与力度以加强刺激，提高疗效。对于急性病或有严重不适的患者，可只选取重点反射区进行治疗，以达速效。如颈椎病的重点反射区为颈项、颈椎、甲状腺、斜方肌等反射区；肩周炎的重点反射区为肩胛骨、肩、斜方肌等反射区；妇科疾患的重点反射区为子宫、卵巢、阴道、生殖腺等反射区。

二、中医选取原则

在中医基础理论的指导下，结合整体观念和辨证论治来选取反射区。依据中医脏腑学说中肺与大肠相表里的理论，肺部疾病除选择肺反射区外，可选择大肠反射区（升结肠、横结肠、降结肠、乙状结肠等）。痹证可选配肝、肾反射区，因肝主筋、肾主骨生髓。眼疾应选配肝反射区，因肝开窍于目。肝气犯胃型的胃痛除选择胃反射区外，还应选配肝反射区，以达治病求本的目的。

三、现代医学选取原则

1. 根据生理解剖位置选取反射区　两个器官在生理解剖位置上相邻近，治疗上可选取相邻反射区。如痔疮或其他肛门疾病，因其解剖位置与尾骨、直肠、生殖器相邻，故可配取骶骨及尾骨、生殖腺、直肠等反射区进行治疗。

2. 根据相应系统选取反射区　人体是一个有机的整体，各组织器官间相互联系、相互影响，尤其是同一系统的疾病更是如此。治疗时选取一个系统的反射区疗效会更加显著。如胃部疾患除选取胃反射区外，还要选取消化系统的十二指肠、胰、小肠、大肠等反射区。又如前列腺疾病，除选取前列腺反射区外，还要选取生殖系统的睾丸、尿道、生殖腺等反射区。

3. 根据症状选取反射区　同一疾病可有不同的症状或并发症，不同疾病亦可能有相同的症状，根据症状选取相对应的反射区。如高血压患者，若出现头晕、视力障碍、颈项部僵硬等，可相应地选取前额、眼、颈项反射区。肩部疾病中肩周炎、肩峰下滑囊炎、冈上肌腱炎等都可选取肩反射区。

4. 根据疾病的性质选取反射区　针对疾病发病的根本原因及相应的病理改变来选取反射区。如发热选取垂体、肾上腺、脾、甲状旁腺、扁桃腺、胸部淋巴腺等反射区。过敏性鼻炎选取脾、胸部淋巴腺、上身淋巴腺、下身淋巴腺、扁桃腺等反射区。

第九章

常见系统病证的治疗

在掌握了足反射疗法的常用反射部位和基本手法之后，就可以而且应该积极参与足反射疗法的实践。通过实践，运用学到的知识服务于社会和人民，这才是学习的根本目的；也只有通过实践，才能进一步巩固已学到的知识，使自己的手法更加协调、美观、刚柔相济，并达到新的层次和境界。

要尽快地适应和服务于社会，在实践中取得好成绩，必须对足反射疗法的运用加以认识和研究。就目前而言，足反射疗法主要运用于医疗领域，它是人们防治疾病的有力武器；同时它也运用于保健领域，是人们获得身体与心理的享受，消除疲劳，提高生活与生存质量的重要方式。二者因为服务对象及目的不同，因而在操作程式、手法力度、选取反射区等方面都有区别。下表比较了医疗足反射疗法与保健足反射疗法之间的不同特点（表 9-1）。其实，医疗足反射疗法的最大特点在于辨证论治，在于根据患者当时所患疾病、患者体质和其他情况等，综合设计出解除病痛、阻断病机、标本兼顾、具个体针对性的足反射疗法方案（即程序的制定与实施）；而保健足反射疗法则完全程序化了，它更讲究对某一已知程序（各保健机构都设计有自己的保健套路，其保健套路大同小异）的贯彻和受术者的客观感受。

表 9-1 医疗足反射疗法与保健足反射疗法的不同特点

类　别	对　象	目　的	操作程式	力　度	时　间	反射区	对从业者要求
医疗足反射疗法	病人	治疗疾病	不固定	据病情而定	据病情而定	辨证选择	高
保健足反射疗法	健康或亚健康	保健与享受	固定程序	较轻	长且恒定	几乎全部	低

本章所要解决的关键问题就是在面对不同疾病时，如何设计出较为合理的治疗方案，或如何为保健机构设计出常规的保健套路，并予以实施和操作。

疾病虽然千变万化，患者体质与具体情况也不尽相同。但疾病总是生理与心理的异常，总以一定的方式表现和发展，只有掌握了其发生发展规律，才能对其进行正确的预防和治疗。在疾病的表现形式中，解剖位置的宏观（明显可见）与微观（镜下可见）的异常被认为是疾病的共同特征和普遍形式，而足反射疗法的基本原理——反射理论，却把人之双足（图像）与坐位人体姿势的各个大体解剖部位相对应，即人体任何一个大体解剖部位都能够在双足的某一位置得到定位。因此，在具体运用过程中，紧紧围绕人体各大系统的解剖结构去归类与认识疾病是较为科学与切合足反射疗法实践的。

足部反射区原本为西方人所创，因而其反射区的划定、命名与运用完全是西式的，符合西医对各系统的认识和逻辑。但自上世纪八十年代传入我国后，不可避免地也烙上传统中医或东方文化的印迹，而且尤为重要的是，近几十年来在我国的医疗实践中，也证实了这种东西方的合璧是正确、科学与富有活力的。因而，今天当我们以现代的解剖系统来研究足反射疗法的运用时，也不可避免地掺入着中医的天人合一、阴平阳秘与脏象观，这是特别需要加以说明的。

还应该指出的是，医疗足反射疗法与保健足反射疗法虽有区别，但二者却是互相联系的。古人早就说过"上工不治已病治未病"，"未病先防"一直是传统中医的特色和精髓。而"保健"即"保护"与"强健"，它通过改善与增强体质来保护机体免受致病因子的侵袭与损害，这正是防治疾病不可缺少的。作为保健足反射疗法的套路几乎包括所有反射区，对全身各系统器官（脏腑）均产生作用，因而具有整体调节优势；医疗足反射疗法则选择与疾病相关的反射区进行重点处置，突出了局部治疗优势。整体包含与控制局部，局部影响与联成整体，整体与局部兼顾一直是中医诊疗疾病的出发点。事实上，就临床所见，也是在操作完一定套路（几乎涉及双足各反射区的保健方法），才开始有针对性地按系统进行调节。这种思路与方法是应该提倡和发扬的。

各地的足反射疗法有差别，同一地区不同足反射疗法师之间也有差别，加之对疾病认识的深度与广度不同，因而在方案的制订与实施上，肯定有所不同。作为教材绝非一家之言，它应涵盖普遍现象和一般规律。因此，本章所介绍的病种与足反射疗法其实是对全国各地经验的总结，完全来源于各种文献报导，仅供同学们参考。

第一节 神 经 系 统

【解剖与生理】

1. 构成 按其位置与功能分为中枢神经和周围神经，按其支配对象不同分为躯体神经和内脏神经。

其中，中枢神经相对独立，脑位于头颅内，脊髓位于椎管内，均受到极好的保护；而外周神经，粗者曰干、细者为支、膨隆者称节、相互交错者名丛，其终端即俗称之末梢，它们与脏腑相伴，与肌筋膜脉为邻，分布广泛，网络全身。因此，关于神经系统的反射区，除了头（脑）、脊和一些明显的神经节或神经丛外，其他任何一个脏器（腑）或部位的反射区都包含了走行与分布于其中的神经。如胃反射区，自然包括了支配胃的迷走神经；眼反射区应该包括视神经、动眼神经、滑车神经、展神经、三叉神经和面神经等与眼的功能活动相关的神经。

2. 调节 通过神经纤维传导与体液方式进行调节，体液的调节与许多内分泌器官有关。

中医认为心为君主之官，主神明；肝为将军之官，主疏泄调情志；肾主骨生髓通于脑，与灵机记性有关。三者与神经系统最为密切。此外，五官开窍于头面，内与髓海相通，为天人合一之处。

【功能】

人类神经系统与动物有质的区别。它能感受人体内外的环境变化，将其信息经加工整合后，通过神经与体液调节方式作出反应，从而使人趋利避害，适应与改造社会。其功能活动具体表现在：①思维、意识、语言与情志。②支配与维持人体各种运动及其兴奋性。③感受与体会各种感觉。④协调内脏及人与自然的关系。

【病理与病证】

目前已知能造成神经系统发生病理改变的主要因素有炎症、肿瘤、血管、外伤、代谢等，当这些因素作用与影响了神经系统的结构或功能时，就会出现相应的病证，可表现为意识障碍、语言障碍、睡眠障碍、记忆障碍、痴呆，以及感觉与运动障碍等方面的异常。

目前国内运用足部反射区所治的神经系统病证（据文献报导）主要有：头痛及各种神经痛、失眠、面瘫、面肌痉挛、帕金森病、癫痫、癔症、重症肌无力、戒毒、脑外伤及脊柱损伤后遗症、梅尼埃病、周围神经炎、智力障碍、中风、耳鸣耳聋、神经衰弱或官能症、眩晕等。

【治疗】

1. 操作部位的选取

（1）足反射区的选取

基本反射区：肾、输尿管、膀胱（可加尿道）。主要作用为排毒解毒。此为常规起式，每病必用。

主要反射区：头部（大脑）、前额、垂体、小脑及脑干、内耳迷路、三叉神经等。刺激与作用于整个大脑及其分区，为治本而设。

关联反射区：①脊柱反射区：颈椎、胸椎、腰椎等。为刺激低级中枢及改善中枢脑与外周的联系。②内脏反射区：腹腔神经丛。内脏神经病证必取之，功能为调节内脏。③神经体液调节反射区：上下身淋巴腺、脾、扁桃腺、胸部淋巴腺、肾上腺、生殖腺、甲状腺、甲状旁腺。广泛参与神经系统的调节，改善与协调神经系统功能。④传统中医反射区：心、肝、肾、胆等。调节神志、疏泄、髓海、决断等。

（2）传统中医足部穴位　涌泉、太溪、太冲、三阴交、承山、承筋、然谷、公孙等穴。具有强筋壮骨，调节阴阳，交通心肾等功能。

2. 步骤

（1）双足放松与保健：以中药药水浸泡双足后，按先左后右的顺序，从膝以下小腿开始对小腿、足背、足底、足之两侧等行大面积的擦、推、搓、抹、揉等，并以摇、扳、拔伸等手法运动膝、踝关节与各足趾，不一定按反射区操作，但双足各个部位均应刺激，不要遗漏。另一方法以足底为重点，从上（足趾）至下（足跟）依次刺激各反射区。手法宜轻柔，时间控制在 10～20 分钟，应特别注意运用指揉法寻找与探查压痛点或病理反射点，或异样感觉点，从而帮助辨证与诊断疾病。

（2）以点按、推等手法刺激肾、输尿管、膀胱等反射区，严格按此顺序，不能颠倒，刺激量以患者能承受为限，时间约 3 分钟。

（3）以掐、揉、推、点等手法反复刺激头部（大脑）、垂体、小脑及脑干、前额、内耳迷路及三叉神经等反射区，用力虚证轻，而实证重，时间 10～15 分钟。

（4）以推、点、揉等手法刺激脊柱反射区，力度应重，从拇趾根处开始，分别按颈、胸、腰椎及骶、尾骨反射区顺序进行，时间约 5 分钟。

（5）按虚补实泻的原则，刺激与神经体液相关的各反射区，时间 5～10 分钟。临床上应根据具体病情，有针对性地选择某一神经体液调控路径，而无需面面俱到。

（6）内脏疾病必取腹腔神经丛，反复揉、按、点、掐、擦之，令热，可轻重刺激交替，时间 1～3 分钟。

（7）辨证的选择传统中医脏腑反射区与传统中医穴位，按补虚泻实的原则，行揉、点、按、振等操作，时间 3～5 分钟。

（8）足部放松与疏理：以搓、擦、拍击、捏拿等手法对小腿及双足进行放松，手法务必轻柔，时间 1～3 分钟。

第二节　运动系统

【解剖与生理】

1. 构成　运动系统由参与运动的器官，包括骨及其连结，以及附着其上的肌肉、筋膜等组成。

在这个系统中，骨是运动的杠杆，关节是运动的枢纽，肌肉是运动的动力。但三者总以骨为中心，它支撑着人体、保护着人体，骨与骨的连结又构成关节，它还是筋（肌肉、肌腱、筋膜、软骨）的附着点，故传统中医有"诸筋者皆属于节"、"筋根于骨"之说。

可将人体的运动系统看成中轴和周边两大部分。中轴以颅、颈、胸、腰、骶等环环相贯而成，是保护人体中枢神经的重要装置。其中，颈椎、胸椎、腰椎和骶骨所构成的脊柱在结构上较为复杂，位置上联系颅脑与外周，又在进化过程中，形成了与动物具有本质区别的直立，因而是疾病的好发部位，且其不仅影响着人体的运动，还影响着人体内脏器官的功能。由于脊柱为人之中轴，是人体的重要结构，故在足部反射区得到了很明确的定位。这是足反射疗法防治脊柱病证的基础和优势。周边以四肢为主，四肢以关节为界进行划分和命名，所以四肢的大关节成了重要的定位标志，与之相应，下肢的髋、膝、踝，上肢的肩、肘、腕等部位在双足均存在反射区。但作为人体分布最广的肌肉与四肢长骨在双足反而没有确切的投影部位，因此在临床上，运动系统疾病的足反射疗法防治必须以"节"为重点而展开。

2. 调节 运动系统主要受神经支配。

中医认为肾主骨、脾主四肢肌肉、肝主筋，与运动系统关系密切，临床可互参。

【功能】

1. 运动功能 在神经系统的支配与调节下，运动系统各器官协调完成随人体意志的各种动作。

2. 支撑功能 骨骼为人体支架，肌肉为其形质与钢绳，共同构成并维持人之外形。

3. 保护功能 由于骨为人身最坚硬的组织，因而不论单块骨所具有的腔隙，还是若干骨共同围成的空间均能对其内容物起到很好的保护作用。如颅内之脑髓、椎管内的脊髓、胸腔内的心肺，以及骨盆内的生殖与泌尿器官等，都受到了很好的保护。

【病理与病证】

运动系统的疾病分为三部分，即骨病、关节病和软组织的损伤。三者密切相关，常常在一个疾病中互见，不过各部的损伤程度不同罢了。其损伤有急性和慢性之分。运动系统的急性损伤在数量上占全身创伤的首位，而慢性损伤（劳损）则广泛危害着中老年人的身心与健康。

骨的病证，有先天畸形和生长发育迟缓。局部体积与重量的增加称之为骨质增生，是骨与关节退行性改变的特征；单位体积骨量的减少，称为骨质疏松，为最常见的代谢性骨病。此外，结核、肿瘤、风湿及其他内分泌病证等均可反应与表现于骨。骨折与脱位在整复之后，尤其是在功能恢复期，也是推拿与足反射疗法的最佳适应证。

关节病变以炎症为多，初期红肿热痛，后期粘连僵硬。

软组织损伤又可细分为急性挫伤与扭伤、断裂或撕裂，各种腱鞘炎、滑囊炎、末端病（骨与肌肉连接处损伤，如肱骨外上髁炎等）、卡压综合征，以及肌肉本身的炎症等。

推拿广泛应用于运动系统病证的防治，因为肌筋视而可见、扪之可及，骨可推而至之、敲而震之，关节可摇、扳、拽、拔之，均适合推拿的直接整复与操作。若能配合足反射疗法，则在改善微循环、消炎镇痛、缓解症状和功能恢复方面有积极的意义。

目前在临床上，运用足反射疗法治疗的运动系统病证主要有：落枕、各型颈椎病、腰椎间盘突出、腰扭伤和慢性腰肌劳损、退行性脊柱炎和退行性膝关节病、强直性脊柱炎、骨质疏松、肩周炎、肌腱末端病、踝关节扭伤、跟骨后滑囊炎、跟痛症、小儿肌性斜颈以及中风及骨折后的康复等。

【治疗】

1. 操作部位的选取

基本反射区：肾、输尿管、膀胱（可加尿道）。主要作用为排毒解毒。此为常规起式，每病必用。

主要反射区：脊柱反射区，即颈、胸、腰、骶各段。其中，脊柱的颈、腰段是退变与损伤的好发部位。

关联反射区：四肢关节反射区，即肩、肘、腕，髋、膝、踝等。

2. 步骤

（1）双足放松与保健同神经系统。

（2）肾、输尿管、膀胱反射区操作同神经系统。

（3）取脊柱反射区（两足内侧），一手手指固定足趾，另一手拇指及大鱼际内收，以鱼际间凹陷卡住足之内侧从上（颈）至下（骶）缓缓深沉推进 5～10遍；以拇指指腹推揉 3～5 遍；一手握于足弓前部，另一手握于足弓后部，两手同时向相反方向用力，使足（脊）产生旋转，每次均达极限位，左右各 5～8 次；两手握持部位同前，行足背伸、跖屈、左右侧偏；以掌根纵向擦之，令热。总之，推拿手法在脊柱的操作有点、按、推、擦、捏、扳、摇等，而足反射疗法也有相应的手法，一为直接作用，一为间接作用，二者配合，当能提高临床疗效。

（4）取病变部位相应反射区，如肩痛取肩反射区、膝痛取膝反射区等。可取病变同侧足，也可取对侧足，以一手固握之，另一手行点、按、推、揉、刮、叩击等手法，以局部松软或潮红为度，约 10 分钟。

（5）肢体功能障碍者，以拇指端点按于相应反射区，在患者最大忍受范围时，保持其点按强度，并震颤之，同时嘱患者运动该肢体，且活动范围逐渐增大，此法有良好的镇痛和滑利关节作用。

（6）当运动系统发生病变时，在足底的某一部位多能寻得压痛点或异样点（如条索状、硬结、紧张等），多数情况下该点就在病变反射区内，但因为经络、骨的杠杆作用和气血流注次序等影响有时该点却在其他区域。一定要重视该压痛点和异样点，并采用相应的手法予以治之，一般多以揉、推和点按等手法，直至痛点或结块消失。

第三节　循环与血液系统

【解剖与生理】

1. 构成　循环系统由心脏、血管和调节血液循环的神经体液组成。心脏为该系统的中心与动力装置，其最大特点在于自发、节律，并且在活体人类似无止境的跳动，从而将血液泵入动脉，维持机体的基本需要。血管为约束与运行血液的管道，相当于各种运输通路，但与自然界道路不同的是，它们自身存在着舒张与收缩。血管分为动脉、静脉和毛细血管3种，动脉壁厚，又富有张力和弹性，称阻力血管；毛细血管呈网状，壁薄而分布最广，是人体主要的代谢场所；静脉管径大而壁薄，含血量多，又称容量血管，能将组织间的血液运回心脏。由于毛细血管及中小动静脉几乎遍布机体各处，与脏腑、肢体等融为一体，因而无对应的反射区，只有部分重要的大血管，尤其是直接连接心脏，关乎性命或整个血液运行的血管才可能在足部有独立的反射区。

2. 调节　心与血管直接受内脏植物神经支配。其中，交感神经兴奋，表现为心率增加、传导加快、强力搏动、外周血管收缩、血压上升；反之，副交感神经兴奋则心率减慢、传导抑制、收缩力弱、周围血管扩张、血压下降。此外，激素、电解质和一些代谢产物等也是循环系统的重要调节因子，如儿茶酚胺、肾素、乙酰胆碱、钾、钠、钙、镁等。

由淋巴管、淋巴结和淋巴器官等组成的相对独立的淋巴系统，通过对淋巴液的运输与调节，而调节着血液，它们是循环系统的重要补充。

中医认为，心主血脉、肝藏血、脾统血，与循环系统功能类似，可予以参考。

【功能】

循环是指血液（包括淋巴液）的循环。生理上的血液循环虽然周而复始的永恒着。但在循环过程中，血液的质与量无时不发生着变化，当血液由系统的某点出发，又回到系统的这一点时，其内容物已不是出去时的那部分血液了。这种内容物的变化反映了循环系统的主要功能——将来自胃肠的营养和肺的清气运送至全身各处，供其利用与维持生命；同时将全身的代谢产物运往肺、肾和皮肤而排出体外。

【病理与病证】

循环系统的病理主要表现在心与血管本身的病变，以及由此而引起的血液质量、分布、运输和交换的异常与营养功能障碍等。病因上有先天与后天之分。循环系统出现疾病后，除表现在病变局部的症状外（如心脏病的心悸，血管病变的局部阻塞），还可因为其供血部位受到影响而出现相应的症状，如多发性大动脉炎和雷诺综合征等，除可见到血管本身的损害外，还常表现为肢端的缺血缺氧。临床上，如患者出现呼吸困难、胸痛或胸部不适、心悸、水肿、紫绀、昏厥、咳嗽或咯血、脉搏异常等应首先考虑为循环系统的疾病。

目前在临床上，运用足反射疗法治疗的循环系统病证主要有：高血压、低血压、冠心病、心律失常、肺心病、动脉炎、静脉曲张、血管性头痛、白细胞减少、再生障碍性贫血、各种出血等。

【治疗】

1. 操作部位的选取

基本反射区：肾、输尿管、膀胱（可加尿道）。主要作用为排毒解毒。此为常规起式，每病必用。

主要反射区：①心血管反射区：心。②血液及循环调节反射区：头部（大脑）、腹腔神经丛、颈项、垂体、肾上腺等。通过神经、体液及血管本身的特点对其进行调节。

关联反射区：①血液相关反射区：腰椎、骶骨及尾骨、肾、消化器官（血液生成）、脾（血细胞的凋亡）。②淋巴反射区：上身淋巴腺、下身淋巴腺。淋巴循环本为血液循环的重要补充，能互相促进与调节。③传统中医反射区：心、肝、脾、肾。

2. 步骤

（1）双足放松与保健同神经系统。

（2）肾、输尿管、膀胱反射区操作同神经系统。

（3）取心反射区，以拇指指腹或指间关节髁行揉、推、刮、点等手法，力度由轻至重，20秒左右得气后，保持此刺激30～60秒，最后行重刺激5～8下。每法操作1～2分钟，注意保持节律，不要时快时慢。后以心反射区为中心，以双拇指同时离心分推5～8遍，有良好的活血化瘀之功；反之，若心气耗散，心阳不足，宜从心反射区周边向中央合推。

（4）轻手法作用于血液生成相关的反射区，多以摩法、擦法、揉法及按揉法等，时间约 5 分钟；重刺激肝、脾反射区，多以点法、刮法、旋推法等，操作 1～2 分钟。

（5）以揉法或点按法轻重力度交替作用于上、下身淋巴腺，以局部透热为度。如两反射区同时操作，疗效更佳。时间约 1 分钟。

（6）根据虚补实泻的原则，以轻（虚）重（实）不同的手法反复刺激血液及循环调节各反射区，多用揉法、推法、点叩法等，时间约 5 分钟。

（7）根据中医辨证，确定病在何脏，选取相应反射区，行补泻之。

（8）足部放松与疏理同神经系统。

第四节　消化系统

【解剖与生理】

1. 构成　消化系统由消化管和消化腺组成。消化管起于口腔，依次为咽、食道、胃、小肠（十二指肠、空肠和回肠）、大肠（盲肠、升结肠、横结肠、降结肠、乙状结肠和直肠），止于肛门。而消化腺包括肝、胆、胰等。不论消化管，还是消化腺，均在双足得到了很好的定位，甚至连一些肠段的生理走向，都在双足有明确的规定。且整个消化系统起于口，终于肛，口肛连线恰为人体正中线，其他消化器官基本上围绕此轴排列。而人体正中线与两足内侧缘相对应，该区域成为足反射疗法防治消化系统疾病的重要区域。

2. 调节　消化器官的活动受植物神经系统支配，植物神经的皮质下中枢位于丘脑下部，该皮质下中枢为重要的联络与整合大脑与植物神经低位中枢的中间环节。此外，胃肠道还存在自主调节的神经系统，被称为（胃肠道）功能调节的第三子系统，主要由肠肌间神经丛和黏膜下神经丛构成，能对各种刺激，包括精神因素作出相应的胃肠应答。在体液调节方面，近年来发现胃肠道能分泌多种肽类激素，其分泌量甚至超过体内其他内分泌腺，一些肽类激素只由胃肠道和大脑所分泌，被称为脑肠肽，提示神经系统和胃肠系统之间可能具有某种内在联系。这是临床上精神因素影响胃肠，引发疾病的病理基础，也是足反射疗法治疗消化系统病证，大多配合神经系统反射区的原因。

中医关于消化的认识，除胃之受纳腐熟、小肠泌别清浊、大肠传导糟粕、肝疏泄气机、胆贮藏与排泻胆汁与现代消化基本一致外，还离不开脾的运化和升清，且脾升胃降、脾运胃纳在整个消化过程中居重要的位置，因而脾胃被称为水谷之海和生化之源。

【功能】

消化与吸收是人体获得能源的主要方式，是生命得以维持的重要保证。消化系统的主要功能是将摄入的食物在胃肠道内经过一系列复杂的机械与化学过程，将其分解为小分子物质，最终被肠道吸收、肝脏加工而同化为体内物质，供机休利用；未被吸收，或无营养价值的残渣则形成粪便而排出体外。在功能上，消化系统有三大特点：

1. 以通为用 该过程始于口，毕于肛，从口至肛为一完整的管道系统，既为管道，则以"通"为用，最忌壅塞。

2. 以降为顺 食从口入，糟粕从肛门出，口在上，肛在下，从口至肛遍历上（食道）中下三焦，乃一下行过程。既为下行，当以降为顺。

3. 以动为征 无论是胃的受纳、脾的运化、小肠的泌别、大肠的传导，还是肝的疏泄，整个消化过程都处于不断运动与变化之中，尤其是胃肠的蠕动更是消化、吸收与排泄的重要标志，也是通与降的根本保证。

【病理与病证】

由于消化道直接开口于体外，消化管直接与摄入物相接触，消化过程又十分复杂与漫长，因而消化系统疾病最为常见。按疾病的性质可分为感染、炎症、理化刺激与损伤、营养障碍、大脑皮质功能失调、自身免疫、肿瘤等。根据疾病的性质再结合病变的部位如食管、胃、小肠、大肠、肝胆、胰与肠系膜等可做出诊断。

消化系统功能失调或病变，虽然表现形式复杂多样，但大多影响到食物的消化与吸收，因而存在共同病理基础和共同症状的可能。一般而言，若患者出现厌食或食欲不振、恶心与呕吐、嗳气、反酸、烧心、吞咽困难、脘腹胀满或疼痛、便秘与腹泻、里急后重、呕血、黑便或便血、黄疸与腹块等应考虑消化系统病变的可能。

目前在临床上，运用足反射疗法治疗的消化系统病证主要有：腹泻、便秘、口腔溃疡、食道炎、胃炎、胃脘疼痛、呃逆、小儿厌食、妊娠呕吐、腹痛、胆囊炎、脂肪肝、肝肿大、慢性胰腺炎、阑尾炎、肠易激综合征、胃肠神经官能症、胃肠术后综合征、异常肛门排气、痔疮等。

【治疗】

1. 操作部位的选取

基本反射区：肾、输尿管、膀胱（可加尿道）。主要作用为排毒解毒。此为常规起式，每病必用。

主要反射区：消化管道反射区：食道、胃、小肠、盲肠（及阑尾）、大肠、肛门。此为消化基础结构，为食物及消化后的糟粕通行之所。

关联反射区：①消化腺反射区：肝、胆囊、胰。②消化活动调节反射区：大脑（头部）、甲状腺、腹腔神经丛。③传统中医反射区：脾、肝、肾。

2. 步骤

（1）双足放松与保健同神经系统。

（2）肾、输尿管、膀胱反射区操作同神经系统。

（3）取口至十二指肠反射区之间区域，从上（口）至下（十二指肠）推揉5～8遍，于口及食道以推为主，于胃及十二指肠以揉为主。后反复按压胃及十二指肠反射区各20～30次，捣20～30次，振约0.5分钟，并擦之令热。

（4）取小肠反射区，以拇指或中指摩约10圈，轻揉1分钟，三指刮压20遍；以拇指指腹振揉约2分钟（一般揉3振1）；以双拇指指端置于该区中心，同时离心推向两边（绕整个圆周为1遍）5～8遍；以中指或食指指间关节髁捣约20次；擦之令热。

（5）取大肠各段反射区，按升结肠、横结肠、降结肠、乙状结肠、直肠的次序先垂直于肠管逐一拨动1遍，后缓缓推揉约10遍，再按压1～3遍。

（6）取肛门反射区，以拇指指腹按揉与振之，多3揉1振按，约1分钟。

（7）以点按法、揉法、推法、擦法等施于肝、胆囊、胰等消化腺反射区，轻重交替，反复操作共约5分钟。

（8）取脾反射区，点按3～5分钟，手法宜重，有醒脾之功；若以拇指指腹轻柔操作似为补法；若以双拇指重叠，向上振按脾区为升提之法，配合向下振按胃区，则为升清降浊之法；最后擦之令热。

（9）从肝区推向胃区，功能疏肝，治厌食最宜；从脾区推向胃区，长于和胃，止吐最良。均约20遍。

（10）取消化活动调节各反射区，行点、揉、推、擦共约5分钟。

（11）足部整理与放松同神经系统。

第五节 呼 吸 系 统

【解剖与生理】

1. 构成 呼吸系统由鼻、咽、喉、气管、支气管、肺等组成，也包括胸膜等呼吸的辅助装置。习惯上，从鼻开始至环状软骨下端，称之为上呼吸道；环状软骨以下的气管、支气管及肺被称为下呼吸道。整个呼吸系统可分为负责通气部分的结构和负责气体交换的结构两大部分。前者为各种气体流通的管道，上呼吸道及叶段支气管等都属于此类，但同自然之管道相比其最大特点在于这些器官能根据人体需要而对其内的气体进行调节，故其开合、流量、运动方向以及气温等都能恰如其分最大限度的满足生理需要；后者包括了肺内面积最大、数量最多的呼吸性细支气管、肺泡管和肺泡等，尤其是肺泡，其面积更广，管腔更为细小，壁也更薄，光镜下其与毛细血管几乎融为一体，以最大限度的满足气体交换。由于气体交换是人体获取能量的重要途径，而此过程主要由肺完成，所以肺成为呼吸系统的中心。

根据大体解剖，呼吸系统位于胸腔内（上半身），属上焦。鼻与气管居中，左右两支气管于第5胸椎平面分出，分别斜向左、右下方移行。在移行过程中，不断分支，最后形成支气管树（从图形看"树根"当位于第5胸椎，对足反射疗法操作有一定意义）。从鼻开始至左右支气管均在足底有明确定位，而其余叶段及细小支气管与肺泡等则统归于肺。

2. 调节　迷走神经和胸2、3、4交感神经节的纤维分布到肺内支气管、细支气管的平滑肌和血管的肌层，从而对其进行调节。迷走神经兴奋时，支气管平滑肌收缩、管腔变窄、腺体分泌增多、血管扩张；而交感神经兴奋则使支气管平滑肌松弛、管腔扩张、血管收缩。

除神经支配外，呼吸系统的调节还受胸廓牵张的影响。研究发现，迷走神经正是通过其传入纤维感受并向中枢传导来自肺的牵张冲动而控制呼吸的。

中医认为，呼吸是肺肾两脏协调作用的结果。其中肺位于胸中，为清虚之脏，开窍于鼻，上连咽喉，主气、司呼吸，直接主持着呼吸运动。而肾位于下焦，主纳气。自然界之清气进入人体属于潜纳过程，人体体内之（浊）气排出体外属于宣散过程。肺位于上，犹如排气之泵，迫体内浊气外出，故主呼气；而肾位于下，谓气之根，引领清气下行，故主吸气。一呼一吸，肺肾相动，吐故而纳新也。

肺与大肠相表里，有经络连属。生理上，肺气宣宣则大肠气机通畅；反之大肠传导正常则是肺气通降的必要条件。因此，传统中医在肺系病证的诊治过程中非常强调肺与大肠的关系。足反射疗法选区也是如此。

【功能】

呼吸系统的主要功能是进行气体交换。气体交换的主要场所在肺，被交换的气体是体外的 O_2 和体内的 CO_2，即通过肺人体吸入自然界之 O_2，以获得生命必需之养料，同时排出体内的主要代谢产物 CO_2。

此外，咽为消化与呼吸的共用通路，能协助吞咽。喉既是呼吸道，又是发音器官。

近年来，肺的非呼吸功能开始受到学术界的重视。这些功能包括参与三大物质（糖、蛋白质、脂肪）代谢、结缔组织（胶原纤维）代谢、血管活性物质代谢以及肺的神经内分泌作用等。

【病理与病证】

呼吸系统疾病约占内科病的1/4。40年前肺结核猖虐盛行，现在肺结核虽得到扼制，但是受全球生态环境恶化、吸烟等不良习惯，以及忽视职业保护等因素影响，呼吸系统疾病不但没有降低，反而呈上升趋势，医学上的"非结核性肺病"时代正在来临。

在病因方面，引起呼吸系统疾病的主要病因有物理（空气的质量）、吸烟、感染、过敏、先天畸形、肿瘤等。过去的研究重点始终围绕肺进行，将其疾病谱分为肺结核病、非结核性感染性肺病、支气管哮喘和慢性阻塞性肺病、肺癌、慢性间质性肺疾病、肺循环疾病和环境与职业性肺病等。

鼻咽喉的疾病则归类于五官病证。

呼吸系统病证大多表现为以肺为中心的呼吸器官的功能异常，可出现咳嗽、呼吸困难（哮喘）、痰涎、咯血、胸痛、鼻塞、鼻衄、咽喉疼痛或不适等直接与呼吸相关的症状；同时也表现出因气体交换不良而对全身的影响，因健康成人，每天一进一出的气体大约为 4000L（进出各半）。如果气体交换发生障碍，吸入 O_2 不足，或排出 CO_2 受阻，将对人体的整个生命活动（质量）产生不良影响，多出现心慌、疲倦、紫绀、嗜睡或烦躁等症状，中医的"一脉（手太阴肺之脉）不和，周身不安"就深刻地阐释了这一现象。

目前在临床上，运用足反射疗法治疗的呼吸系统病证主要有：肺气肿、哮喘、慢性支气管炎、鼻炎、鼻窦炎、感冒、流感、小儿夏季热、扁桃体炎等。

【治疗】

1. 操作部位的选取

基本反射区：肾、输尿管、膀胱（可加尿道）。主要作用为排毒解毒。此为常规起式，每病必用。

主要反射区：上下呼吸道结构的相应反射区：鼻、肺及支气管、喉与气管及食管、胸、扁桃腺。此为呼吸系统解剖结构反射区，为治疗之重点。

关联反射区：①呼吸调节反射区：肾上腺、垂体、上下身淋巴腺、甲状腺、胸部淋巴腺、腹腔神经丛。这些组织器官广泛参与了呼吸运动。②传统中医反射区：肺、肝、肾、大肠各段、脾。

2. 步骤

（1）双足放松与保健同神经系统。

（2）肾、输尿管、膀胱反射区操作同神经系统。

（3）两拇指先交替从第 3 足趾根部向上沿气管反射区反复快速推压（单向直线运动）10 次左右，后以深沉缓和之力从第 3 足趾根垂直向下推 1cm 后，沿肺反射区向外分推 10～20 遍，有助于保持呼吸道畅通。

（4）取两侧肺反射区，先快速摩 8～10 遍，拇指揉 1～2 分钟；以拇指指腹按压，得气时保持该力度刺激约半分钟，并配合振法；以中指或食指指间关节节律性叩击双肺区，以局部酸麻为度；后于该区行擦法，透热为度。

（5）以肺肾反射区为两极，先对两极间区域揉按约 2 分钟。后以一拇指置于肺区（上）、另一拇指置于肾区（下）交替点按，即上面拇指点肺区时，下面拇指逐渐抬起；下面拇指点肾区时，上面拇指随之抬起。注意点按应逐渐加力，动作平缓，至得气时略为停顿，两手应协调，抬起之指不应离开皮肤，若能配合患者自主深呼吸疗效更佳（吸气时点肾区，呼气时点肺区），有助于气之潜藏和肺肾之调节。

（6）实证（呼气困难为主）从肾区上推至肺区；虚证（吸气困难为主）从肺区下推至肾区。

（7）沿大肠各段反射区走向（升结肠、横结肠、降结肠、乙状结肠直至直肠）行推揉之 5～8 遍。

（8）对参与呼吸调节各反射区行推、揉、点按等手法 3～5 分钟。

（9）针对不同病证，选取特殊反射区进行节律性刺激，多以点按、揉、掐及推法为主。

（10）足部放松与疏理同神经系统。

第六节　泌 尿 系 统

【解剖与生理】

1. 构成　泌尿系统由肾、输尿管、膀胱及尿道组成。

肾脏为泌尿系统的中心，左右各一，位于腹膜后，形似蚕豆或胡桃仁，我国大多数人肾脏长为 10.5～11.5cm、宽为 5～7.2cm，厚为 2～3cm，重 100～150g。左肾较右肾稍高，其上界约平第 11 胸椎下缘，下端平第 2 腰椎下缘。两侧第 12 肋都斜过肾区。肾实质由外周部的皮质和深部的髓质构成。皮质包括肾小体及部分肾小管，髓质包含 8～18 个肾锥体，主要为肾小管及肾血管等。锥体底部为肾乳头，汇成肾小盏，再由小盏汇成大盏，并共同组成肾盂。输尿管与尿道仅为通行尿液的管道，而膀胱兼有贮藏与调节尿液的作用。

肾、输尿管、膀胱及尿道在足底均存在反射区。它们是保健与治疗的重要内容，甚至被程序化了，每病必用，每人必用。究其因，多与西医肾的主要功能——排尿（代谢产物、毒素等）和中医肾的功能——藏精、生髓、主生殖等有关。

2. 调节　迷走神经和下胸段及腰骶部的交感神经、副交感神经的纤维分布到肾、输尿管与膀胱，对其进行调节。交感神经兴奋时，膀胱平滑肌弛缓，尿道内括约肌收缩，贮藏小便，反之副交感神经兴奋，则排尿。

此外，在肾脏，由于入球小动脉具有随压力而改变自身张力的特性，以及肾小管、肾小球受流速、Na^+ 浓度等反馈调节的影响，而存在非常重要的自我调节机制，即在正常情况下，肾血流量与滤过率总能保持相对的恒定。

中医水液的代谢和尿液的生成与排泄，是多脏腑协调作用的结果。《内经》有"饮入于胃，游溢精气，上输于脾，脾气散精，上归于肺，通调水道，下输膀胱。水津四布，五经并行"之说，可见水液的转输与归宿包括滋养与濡润的津液和作为废物排出之尿液，主要由肾、肺、脾、三焦等脏腑完成，其中肾主水、肺宣水散水、脾制水、三焦为水之通路。

【功能】

泌尿系统的功能主要是泌尿和排尿。人体要维持生命，就必须将体内的废物、毒物等排出体外。水溶性物质，如尿素、尿酸、药物代谢产物，以及多余的水分等，在由循环系统输送至肾脏时，肾就开始了清除作用。肾通过泌尿作用，有选择性地将其形成终末尿，再通过输尿和排尿的管道排出体外，从而维持了人体内水、电解质及酸碱的平衡，使机体内环境总处于一种稳定状态。肾脏的这一重要功能的表现形式在于肾小球的滤过和肾小管的重吸收与分泌。

近年来，肾的内分泌功能开始引起人们的注意。已经发现许多内分泌激素由肾脏合成，或其形成与肾脏有关，如前列腺素族（影响血管平滑肌及系膜细胞功能，影响水钠代谢）、肾素-血管紧张素（影响全身动脉，使之收缩而升高血压）、肾脏血管舒缓素-激肽系统（扩张肾血管、促进水钠排泄，以及对心脏的作用等）、促红细胞生成素、活性维生素 D 等。这些激素除明显作用于肾外，还广泛影响着全身，有些已经成为其他系统疾病的重要发病原因。

【病理与病证】

泌尿系统疾病以肾脏为主。其中由于变态反应而致的肾损害为该系统疾病的重要原因，如急慢性肾小球肾炎、过敏性紫癜、系统性红斑狼疮以及其他结缔组织性疾病等所伴有或导致的肾脏疾病，在临床较为常见；同时，所有肾脏疾病未能正确控制，发展到后期所引起的肾功能衰竭，目前除定期采用血液净化疗法（各种透析）以维持外，西医也无好的方法。因而如能探讨运用足反射疗法或其他疗法予以替代或减缓症状，有可能走出一条新路。其他如各种感染、肾血管本身的病变、药物或毒物及各种循环衰竭所致的肾损害、代谢异常与先天性因素等也是该系统疾病的常见病因。在症状与临床线索方面，泌尿系统的主要症状为尿的质量（血尿、乳糜尿、砂石尿、浑浊尿）与排出方式的异常（尿频、少尿、尿痛），以及由于排尿异常影响水液代谢而致的水肿（潴留）、烦渴、消瘦（丧失太多）等。本系统疾病的诊断除肉眼观察外，还应强调实验室的尿液与血压等检查，这对于早期发现疾病有十分重要的意义。在判断与观察疗效时，也应注意实验室指标的变化。

目前在临床上，运用足反射疗法治疗的泌尿系统病证主要有：各种结石、尿潴留与尿失禁、术后膀胱痉挛、小儿遗尿、肾盂肾炎、肾功能不全、肾积水等。

【治疗】

1. 操作部位的选取

基本反射区：肾、输尿管、膀胱、尿道。在其他系统疾病治疗过程中作为常规套路，每病必用，功能排毒解毒、增强代谢和机体的感应性。但在泌尿系统疾病本身，则又为主要反射区，是治疗的重点。

关联反射区：①肾之外府反射区：脊柱腰段。②泌尿神经调节反射区：头部（大脑）、小脑及脑干、骶骨及尾骨、腹腔神经丛。③泌尿的内分泌调节反射区：垂体、肾上腺、前列腺、胸部淋巴腺、下身淋巴腺。④传统中医反射区：肺、脾、心。

2. 步骤

（1）双足放松与保健同神经系统。

（2）取肾、输尿管、膀胱及尿道反射区，运用推法或推揉法操作10～20遍，力度先轻后重。

（3）取肾反射区，以拇指缓摩10圈，轻揉1～2分钟，按压8～10次，按压末震颤片刻；以肾反射区为中心，两拇指从周边行合推法6～8遍（每1遍为合推完整个圆周）；最后擦之令热。

（4）一拇指按压心反射区，另一拇指按压肾反射区，两手协调交替点按约40次（点心时，肾不点；点肾时，心不点）。后反复搓揉心肾区间令热。功能交通心肾，利于泌尿、活血。两拇指分别置于肺、肾反射区，一拇指（在上）先上推肺区约20次，再下推20次以开宣肺气和通降水道，而下面拇指则始终下推肾区，以利于潜阳、纳气和引水。

（5）以中指端或中指指间关节髁沿输尿管反射区从上至下反复击打，以局部酸麻为佳，为重要的排邪、排石之法。

（6）双拇指重叠置于膀胱反射区，逐渐加力按压，至患者最大忍受度时停留约0.5分钟，突然放开，再按压，再放开，反复操作10遍，有利于膀胱气化。

（7）以拇指沿脊柱反射区，从上至下依次推、揉、逐节点按，并擦之令热。最后以脊柱腰部反射区为重点，反复按揉与叩击1～2分钟，纵擦与横擦各20遍。

（8）根据病情选取泌尿的神经与内分泌调节的相关反射区，行摩、揉、点、刮、捣、搓擦等手法，每处操作0.5～1分钟。

（9）重复操作肾、输尿管、膀胱与尿道反射区，以推揉法、推法等操作约20遍。

（10）足部放松与疏理同神经系统。

第七节 生殖系统

【解剖与生理】

1. 构成 生殖系统男女有别，且分内外不同的生殖器官。内生殖器在体内，是产生男女生殖细胞（男精女卵）和分泌性激素的重要器官，男子为睾丸、输精管道（附睾、输精管、射精管等）和附属腺体（精囊腺、前列腺、尿道球腺）；女性为卵巢、输卵管、子宫和阴道。外生殖器于体外可见，用于性交，男性为阴茎和阴囊；女性包括阴阜、大小阴唇、阴蒂、阴道前庭、前庭球及前庭大腺等。

男女重要的内生殖器官均在足底得以定位，如男之睾丸、女之卵巢和子宫等。

2. 调节 迷走神经和腰骶部的交感神经、副交感神经的纤维分布到生殖器官，对其进行调节。其中腹下丛为腹主动脉丛向下的延续，主要由来自骶部的交感干神经节的节后纤维组成。盆内脏神经则由第2、3、4骶神经前支发出，主要为副交感神经纤维，又称勃起神经。

除神经调节外，生殖系统受内分泌影响最大。男女内生殖器所产生的性激素本身就是内分泌的重要组成部分。女性的月经周期更是典型的多个内分泌器官综合作用的结果。

泌尿与生殖系统在现代医学中本是两大独立的系统。除了男子的外生殖器也是尿液排出的通道外，两大系统的其余器官均互不相干。但受传统中医的影响，作为泌尿的重要器官——肾被称为"先天之本"、"天癸之所"和"精关"，被赋予了重要的生殖功能。现实的足反射疗法与中医的其他治法中，凡与生殖相关的疾病也大都从"肾"辨治。此外肝与脾对精血的化生和调节也有重要作用。

【功能】

1. 产生生殖细胞、繁衍后代，延续种族。

2. 维持正常的性生活。

3. 维持男女性别特征。

4. 反馈性参与人体内分泌的调节。

【病理与病证】

外生殖器除先天畸形、外伤及感染外，少有其他疾病，同时外生殖器在足底亦无典型的反射区，因此对外生殖器疾病的治疗，非足反射疗法之所长。引起内生殖器病变的原因很多。主要有先天、遗传、衰老、内分泌失调、心理、炎症、免疫、酗酒、房室失节等。如果患者表现为性生活功能障碍、不育不孕、月经失调、男女性别特征紊乱等应考虑生殖系统的疾病。男性应作睾丸、女性应作卵巢及子宫的相应检查。而作为临床医生，要重视对诸如腰痛、小腹拘急或坠胀或疼痛、小便排便习惯的改变，以及妇女经、带、胎、产等的询问和辨识，以及时发现并诊断生殖系统病变。

在生殖系统疾病的诊断与检查过程中，要注意保护患者隐私，并严格遵守操作规范。

目前在临床上，运用足反射疗法治疗的泌尿系统病证主要有：前列腺炎与增生、阳痿及性功能障碍、血精、月经不调（先期量多、后期量少）、崩漏、痛经、不育不孕、子宫肌瘤、更年期综合征、带下病、乳腺增生、子宫内膜异位、多囊卵巢、慢性盆腔炎等。

【治疗】

1. 操作部位的选取

基本反射区：肾、输尿管、膀胱（可加尿道）。主要作用为排毒解毒。此为常规起式，每病必用。

主要反射区：下腹部、腹股沟。女性：卵巢、子宫、阴道、乳腺。男性：睾丸、前列腺。此为治疗重点。

关联反射区：①生殖活动中枢反射区：头部（大脑）、小脑及脑干、脊柱。②生殖调节关联反射区：垂体、肾上腺、胸部淋巴腺、腹腔神经丛、上下身淋巴腺、甲状腺、甲状旁腺。③传统中医反射区：肾、肝（女子先天）、脾。

2. 步骤

（1）双足放松与保健同神经系统。

（2）肾、输尿管、膀胱反射区操作同神经系统。

（3）不论男女均取下腹部反射区，先以拇指指腹或指间关节髁揉3～5分钟令热，再施以按法约20次，后行震颤之。以拇指端垂直于腹股沟反射区，从上至下依次拨动1～3遍，后沿其走向以深沉之力推3～5遍，最后按压1～3遍。

（4）双手相对，十指交叉，以双手掌挟持足后跟两侧合揉之，一般揉3次后对称用力挤压1次，可操作10遍左右。此法对泌尿生殖系统有调节作用，对下腹部反射区有松弛作用。

（5）分别取男（睾丸）女（卵巢）内生殖器反射区，以揉法操作2～3分钟，以中指指间关节髁叩击约60下，多3轻1重；以拇指指腹沿反射区横向及上下推动各10次；由轻渐重垂直向下按压，得气时保持该力度并配合震颤刺激约0.5分钟；最后擦之令热。

（6）女性取子宫、男性取前列腺反射区，根据实泻（重手法）虚补（轻手法）的原则，以揉法和点按法反复操作约3分钟。

（7）以向下推法作用于女性阴道、男性尿道反射区，力度以柔和舒适为宜，方向应向下，约 1～2 分钟，最后擦之使热。

（8）一手拇指置于生殖腺反射区（男睾丸、女卵巢）不停揉按，另一手先依次揉与点按垂体、胸部淋巴腺、肾上腺、甲状腺和甲状旁腺反射区，每处揉 3 点 1（为 1 遍），操作 8～10 遍；后以拇指于头部反射区揉数下，向下沿脊柱反射区缓缓推行，操作 3～6 遍。

（9）以轻柔之摩法、揉法及点按法作用肾、肝与脾反射区，共 5～6 分钟。

（10）足部放松与疏理同神经系统。

第八节　内分泌系统

【解剖与生理】

1. 构成　内分泌的实质是人体内存在着能产生激素的一类特殊的腺体。这些腺体本身无排泄管道，故又称无管腺或内分泌腺，其分泌的激素都直接进入血液。内分泌腺可分为两大类，一类在形态与结构上完全独立，称内分泌器官，如甲状腺、甲状旁腺、肾上腺、垂体、胸腺和松果体等。另一类位于其他器官内部，是存在于其他器官内的内分泌腺细胞所组成的局部内分泌团块（组织），如胰腺内的胰岛、睾丸内的间质细胞、卵巢内的卵泡细胞和黄体，以及胸腺内的网状上皮细胞等。近年还发现肾、肺、胃肠等器官都具有内分泌功能。

目前根据激素产生的部位和主要作用，将其分为下丘脑神经激素（层次最高，由释放激素和释放抑制激素两大类构成）、垂体激素（中间体，主要合成和分泌各种促进激素生成的物质）、外周靶腺激素（低层次，包括甲状腺及甲状旁腺激素、肾上腺激素、卵巢激素、睾酮激素、胰岛激素、胃肠激素、肾脏激素）和其他激素（前列腺素、松果体素等）。

激素在血液中的含量虽然极微，但其作用却相当强烈。因而独立的无论大小的内分泌器官（如肾上腺、垂体等），以及能产生激素的其他器官在足反射疗法中都受到了高度重视，被明确划分出了反射区，这是足反射疗法调治内分泌功能的基础。

2. 调节　内分泌系统总体由神经系统通过下丘脑而调节。下丘脑前部视上核和脑室旁核有神经纤维下达垂体后叶，当下丘脑功能紊乱时，垂体及外周靶腺都会受到影响。同样，内分泌系统对神经精神系统也有重要作用。

此外，内分泌系统自身存在着反馈调节。这种反馈调节分为三级，即下丘脑、垂体和周围靶腺。正常情况下，下丘脑产生释放或抑制激素作用于垂体，垂体分泌相应的促激素刺激周围靶腺，引起靶腺激素的分泌，但后者除显示生物活性外，还反作用于下丘脑和垂体，对其相应激素的合成与释放起抑制或兴奋作用，最终使该激素的水平维持在一定范围内。

内分泌系统的功能几乎涉及中医的五脏六腑。如水液代谢与脾、肺、肾相关；生长发育与肾、脾、心相关；血液调节与肝、心、脾、肺有关；消化与吸收同胃、肠、胆、脾等相关；生殖则与肾、女子胞等相关。而传统中医的五行联系更是横向的将外在的季节、气候、味道、声音、气息、食物和内在的五脏、六腑、肢体、颜色、情志、分泌物、体味等贯穿起来，所以，在临床足反射疗法过程中，一定要具体分析，正确选择相关反射区。

【功能】

内分泌系统其实是人体的一大体液调节系统。其主要功能是在神经支配和物质代谢反馈调节的基础上通过控制激素的分泌和释放，最终使人体各方面处于平衡状态。内分泌系统参与的机体的调节涉及了代谢过程、各脏器功能、生长发育、生殖与衰老等许多生理活动。其对于维持人体内环境的相对稳定、适应各种复杂的内外环境变化的能力有重要的意义。

内分泌器官不同，所分泌的激素不同，其生理作用当然也不同。因此，弄清各器官所分泌何种激素，以及这些激素的主要功能，对提高足反射疗法诊治水平，尤其是做到有的放矢，避免任何一种内分泌系统疾病都几乎按遍所有内分泌反射区的现象，从而使所选反射区极具针对性，对提高临床疗效有一定意义。内分泌器官分泌的激素及其作用现列表如下（表9-2）：

表 9-2　　　　　　　　　　内分泌器官分泌的激素及其作用

部　位	主要分泌激素	作　用
视上核	抗利尿激素、缩宫素	抑制利尿，维持有效血容量、渗透压及血压。收缩分娩子宫
下丘脑	下丘脑神经激素（包括释放激素和释放抑制激素两大类）	促进或抑制各种激素释放，对激素水平进行高层次调节
垂体	各种促激素（促甲状腺、肾上腺、性腺激素）、生长激素、泌乳素	促激素作用于相应靶腺，刺激激素合成与释放。生长激素促进骨骼生长。泌乳素引起乳汁分泌与维持黄体分泌作用。对激素水平进行较高层次调节
甲状腺	甲状腺素和三碘甲状腺原氨酸（俗称 T_4、T_3）、降钙素	调节热能及蛋白质代谢（小剂量促进酶及蛋白质合成，产生热能；大剂量抑制蛋白质合成）、糖代谢（既促进糖的消化吸收，又协同胰岛素及邻苯二酚胺促进糖的利用与转化）、脂肪代谢（刺激其合成与降解，但分解大于合成）和维生素的代谢（促进B族、维生素C及脂溶性维生素的利用），抑制骨钙吸收，降低血钙水平
甲状旁腺	甲状旁腺激素	活跃破骨细胞，增加骨钙吸收；加强肾小管和肠对钙的再吸收，共同使血钙升高，但降低血磷。与降钙素拮抗

续表

部　　位	主要分泌激素	作　　用
肾上腺	糖皮质激素（氢化可的松）、盐皮质激素（醛固酮）、氮类皮质激素、髓质激素（肾上腺素和去甲肾上腺素）	糖皮质激素具有抗炎、抗毒、抗过敏、抗休克之功。盐皮质激素功能是保水、保钠（排钾）、升血压。氮类皮质激素为微量的性激素，与男女性征有关。髓质激素使皮肤、黏膜、肾血管强烈收缩而升高血压，但能舒张心冠状动脉而改善心脏血供，也有强有力的舒张气管及支气管平滑肌的作用而用于哮喘的防治
卵巢	雌激素（雌二醇）、孕激素（孕酮）	前者促进女性性器官发育与维持副性征，并促进脂肪合成使之沉积于臀、腿、腹等部位，为肥胖之源。后者广泛作用于子宫、骨盆、阴道，使之适应于孕产
睾丸	睾酮	刺激男性性器官及副性征生长发育而维持其成熟状态，促进蛋白质合成，使肌肉强壮有力
胰岛	主要为胰岛素和胰升血糖素	前者促进葡萄糖的利用和转化而降低血糖；后者加强肝糖原分解和糖原异生而使血糖升高，二者互相拮抗，共同维持血糖的稳定
胃肠	胃泌素、胰酶泌素、胰液泌素	刺激胃液、胰液、小肠液分泌，促进胆囊收缩，以利于消化吸收
肾脏	肾素、红细胞生成素、前列腺素、1，25-$(OH)_2D_3$、血管舒缓素	见泌尿系统
前列腺	前列腺素（精囊中最多）	具有十分广泛的生物学活性
松果体	松果体素，又称褪黑素	抑制性腺及甲状腺
胸腺	胸腺素	刺激淋巴细胞生成，增强免疫功能

【病理与病证】

内分泌系统的病证是由于内分泌腺本身发生了病变，或其他原因影响到内分泌腺而导致其形态与功能的异常。前者称原发性，后者为继发性。原发之根在内分泌腺本身，如腺体自身的炎症、免疫反应、被切除、放射、肿瘤、血供不足、先天缺陷等，继发之因则存在于内分泌腺之外，需认真分析与寻找。而不论原发与继发，其病理表现形式只有功能亢进和减退两种状态。亢进宜泻、宜清、宜降；减退宜补、宜温、宜升。

由于内分泌系统各器官之间存在着三个层次的调节，且任何一种激素分泌的过多或不足时都可能对其上和下层次产生不同的影响，如五行生克般产生连锁反应，因此当内分泌疾病发生时，一定要用联系的、整体的眼光看待局部的问题，尤其是下丘脑和垂体层面对靶腺的影响。

由于内分泌系统的功能涉及面广，其病变表现形式复杂多样，所以该系统疾病的主要症状不像其他系统易于识别。一般而言，如患者表现为颈部瘿瘤、发育异常、生殖障碍、代谢紊乱、情绪严重波动或失常、生物钟失调、烦渴引饮、水肿、血压异常等，又排除了其他系统疾病后，可考虑为内分泌系统病证。而临床上，该系统疾病的诊断一定要获得实验室的支持，因此明确相应内分泌器官的常规实验室检查方法非常重要。

另外，本节所选取的部分疾病，如肥胖、糖尿病、低血糖等，从其发病机理来看也并不完全是内分泌的失调，现代已将其归于营养性与新陈代谢疾病范畴，但本书受篇幅与足反射疗法现状的制约又不可能分更多的系统，只能将其划于内分泌系统讨论。而生殖系统的许多病证多与内分泌失调有关，但已有专论，具体应用时可与该系统互参，特此说明。

目前在临床上，运用足反射疗法治疗的内分泌系统病证主要有：糖尿病及其并发症、痛风、类更年期综合征等。

【治疗】

1. 操作部位的选取

基本反射区：肾、输尿管、膀胱（可加尿道）。主要作用为排毒解毒。此为常规起式，每病必用。

主要反射区：垂体、肾上腺、胰、甲状腺、甲状旁腺、胸部淋巴腺、生殖腺。此为治疗重点。

关联反射区：①激素调节关联区：头部（大脑）、小脑及脑干、上下身淋巴腺。②靶器官反射区：根据涉及该病的激素所支配的器官选择相应的反射区。如糖尿病考虑胰腺反射区；性功能低下选取子宫、阴道（女）与前列腺、尿道（男）；佝偻病选胸、四肢长骨；胃肠功能障碍选胃、大小肠等。

2. 步骤

（1）双足放松与保健同神经系统。

（2）肾、输尿管、膀胱反射区操作同神经系统。

（3）取垂体反射区，以拇指掐 3～5 下，力度以患者刚有痛苦表情为度，继以轻柔手法揉之约 0.5 分钟，再掐 3～5 下，再轻揉之，反复操作约 3 分钟。轻重手法交替刺激该反射区有良好的调节垂体之功。

（4）取靶腺（病变腺体）反射区，如甲亢与甲低取甲状腺反射区，血压异常、水肿取肾上腺反射区，男科或女科疾病取生殖腺反射区，糖尿病取胰腺反射区等。分别运用揉法、点法、刮法、旋推法等反复刺激约 5 分钟，最后擦之令热。

（5）从垂体反射区到靶腺反射区运用推法 5～10 遍，力度应深沉，频率应缓。推毕，一手拇指置于靶腺反射区持续或揉或按，另一手拇指先掐揉下丘脑反射区，再掐揉垂体反射区，反复操作 5～8 遍。

（6）分别依次掐揉大脑、小脑及脑干反射区，每区操作约 1 分钟。一手拇指按于上身淋巴腺反射区，一手拇指按于下身淋巴腺反射区，两手同时揉按、旋推，并同时同向与反向各推 6～8 次（同向时双拇指靠拢，反向时双拇指相离，但两拇指始终不离穴区）。

（7）取靶器官相应反射区，行揉、按、搓擦、推等手法约 3 分钟。

（8）足部放松与疏理同神经系统。

第九节 免 疫 系 统

【解剖与生理】

1. 构成 免疫系统主要由淋巴组织构成，故又称淋巴器官。淋巴器官按照其在免疫中的不同作用分为中枢淋巴器官和外周淋巴器官。中枢淋巴器官包括骨髓和胸腺；外周淋巴器官包括淋巴结、脾及扁桃体等。由于免疫系统担负着重要的防御与自稳作用，因而上述免疫器官除骨髓无法准确定位外，其余均在足底得到了定位，并成为保健与多种疾病防治的重点区域。

2. 调节 目前普遍认为，免疫系统在机体内并不孤立存在，免疫功能的建立和维持受"神经-内分泌-免疫网络"的调控。其中神经系统通过精神或情绪应激、条件反射和外周神经三方面对免疫器官产生影响，进而支配其功能活动。反之，免疫器官的变化及免疫应答也可上行影响神经和内分泌系统。其中，胸腺是神经-内分泌-免疫网络的联结体，被称为"神经内分泌胸腺轴"，这在足反射疗法临床上有重要意义。

中医认为"正气存内，邪不可干"。把机体抵御外邪的功能赋予为"卫气"，而卫气源于脾、合于肺、根于肾。故免疫系统的功能多与肺、脾、肾相关。

【功能】

现代免疫系统的主要功能表现为防御、自稳和监视三方面。

1. 免疫防御 阻止、杀灭和清除病原体，中和各种毒素，避免感染或传染。

2. 自稳功能 清除体内衰老、损伤、变异或死亡的细胞，使机体组织具备一定的耐受性，并对免疫网络进行调节。

3. 监视功能 及时发现与感知人体细胞或寄生的病原体与细胞的突变、畸变，并启动正常免疫应答以清除之，从而对预防肿瘤的发生与持续性感染有重要意义。

【病理与病证】

免疫系统疾病发病机制十分复杂，许多原因至今未明，已知病因主要与遗传背景和个体差异有关。一般根据机体的免疫状态和免疫发生的机制将免疫系统疾病分为超（过）敏反应、免疫缺陷和自身免疫性疾病三大类。超敏反应为机体免疫功能异常升高，常见疾病有哮喘、药物反应、过敏性鼻炎、荨麻疹和血管性水肿、血清病等，该类病证急性发病时多起病急、症状重，且多伴有皮损，非足反射疗法所宜，但慢性者配合足反射疗法则有较好疗效。免疫缺陷指免疫器官或参与免疫的细胞（淋巴、多核、单核与巨噬细胞等）、分子（免疫球蛋白、细胞因子、补体等）存在某些缺损，免疫功能低下或丧失而导致的疾病，其共同表现为易感冒、易持续性或重度性感染，以及恶性肿瘤的发生等，该类疾病的许多机理尚未弄清，现代医学亦无特殊治疗方法，而运用足反射疗法防治，常有奇效。自身免疫性疾病指自身免疫应答发生障碍，不能识别自己，从而将正常组织或细胞误作非己而杀灭或抑制，该机理广泛存在于许多疾病过程中，如神经系统的多发性硬化、重症肌无力，内分泌系统的甲状腺炎、糖尿病，消化系统的溃疡、慢性肝炎，泌尿系统的肾炎，循环系统的再障、紫癜等。提示我们，即使针对其他系统的病变，从免疫的角度去认识，运用免疫的穴区去防治也是很有必要的。

　　超敏反应与免疫缺陷是性质相反的两种异常状态，但由于足反射疗法本身是一种良性刺激，其对免疫系统有较好的调节作用，从已有文献报道来看，其作用较为全面，且显示出双向调节趋势，因而没有必要担心犯虚虚实实之诫。相反在临床上积极探索足反射疗法防治免疫性疾病的规律，具有十分重要的意义。

【治疗】

1. 操作部位的选取

　　基本反射区：肾、输尿管、膀胱（可加尿道）。主要作用为排毒解毒。此为常规起式，每病必用。

　　主要反射区：脾、胸部淋巴腺、上身淋巴腺、下身淋巴腺。

　　关联反射区：①与骨髓相关反射区：脊柱、腰椎、骶骨及尾骨、腹股沟，及其相应的肩、肘、髋、膝等关节。②神经-内分泌-免疫网络相关反射区：头部（大脑）、垂体、肾上腺、生殖腺、甲状腺、甲状旁腺、胰等。③传统中医反射区：肺、脾、肾。

2. 步骤

　　（1）双足放松与保健同神经系统。

　　（2）肾、输尿管、膀胱反射区操作同神经系统。

　　（3）取胸部淋巴腺反射区，先以拇指轻摩数圈，继定点揉之，力度由轻渐重，至得气为度，此为放松手法约2~3分钟。后依次施以点法20下、叩击法至局部有麻酥之感，如该区有硬结与条索状物，应反复推刮，直至其松软平顺，后3揉1振操作约1分钟，最后以拇指指腹按压5~8遍。胸部淋巴腺区的操作对免疫系统疾病非常重要，应加以重视。

（4）取脾、上下身淋巴腺，以轻重不同力度交替刺激 2～3 分钟。多采用揉法、推法（一般纵向下推）、指间关节髁点按法等，最后擦之令热。

（5）捋脊法：沿脊柱反射区（双足内侧）从上（颈椎）至下（骶尾）以拇指指腹先推捋（缓缓揉动）3～5 遍，再缓缓推行 3～5 遍，后于腰骶部反射区行振按 1 分钟，最后纵向擦之令热。

（6）一手拇指按于大脑反射区，不停揉按，另一手拇指依次点掐下丘脑、垂体、生殖腺或肾上腺（任取其一）与胸部淋巴腺反射区（点 3 掐 1 为 1 遍，每处操作 3 遍）。

（7）针对不同症状选取相应反射区，如过敏性鼻炎取鼻，哮喘取肺与支气管，糖尿病取胰腺。以点法、刮法、旋推法及揉法等交替作用，以局部透热为度，约 5 分钟。

（8）取肺肾反射区，先分别点按各 20 下，后上推与下推各 10 次，最后擦之令热。

（9）足部整理与放松同神经系统。

第十节 感觉系统

【解剖与生理】

1. 构成 人生活的外部环境在不断地变化，机体赖以生存的内环境也在不断变化，负责感受这些变化的结构就称为感觉器官。一般而言，根据感受器所在部位和所接受刺激的来源将其分为外部感受器（分布于皮肤、黏膜、视器、前庭蜗器）、内脏感受器（分布于内脏器官、血管等）和本体感受器（分布在肌腱、关节、内耳等）三大类。其中外部感受器视而可见，如皮肤、眼、耳、鼻、口（舌）等，在足反射区中大都得到了明确定位。而内脏与本体感受器因分布于其他器官内，所以在足部无单独的反射区。

2. 调节 感觉与中枢神经系统密不可分，感觉的实质其实就是感受器或感觉器官将各种变化（感觉）信息传达给大脑皮层的过程，因而每一感受器最终都同神经中枢相联系，并受神经系统调控。其次，感官也受各种刺激的种类、性质和强度等的影响。还必须注意的是，许多感觉器官在解剖结构上是相通的，如目、鼻、耳、口等都有窍道相连，因而它们之间常可互相影响。

中医对感官系统的认识有如下特点：①五官配五脏，如肝开窍于目、心开窍于舌、脾开窍于口、肺开窍于鼻、肾开窍于耳。②任何一感官的病变都有可能为多脏腑作用的结果，如耳之鸣（病），虚则责之肾（肝）虚，实则责之肝火；鼻流浊涕，可能与肺，也可能与胆、脾等有关。

【功能】

外部感受器感受来自外界的触、压、冷热、光、声、味与气息等物理和化学性刺激；内脏感受器感受机体内部压力、化学、温度、渗透压等变化；本体感受器感受机体运动觉和平衡觉。各个感觉器官各司其职，相互协调，将各种刺激转换成相应的神经冲动与信息，上传于大脑皮层的特定部位，从而产生相应的感觉。目视、耳听、手触、鼻嗅、口尝……各种感觉使天人真正合一。虽然感受器种类繁多，形态和功能各异，但在功能上只有如下两大作用：①建立机体与内外环境间的联系。②协助大脑完成正常的意识活动，认识客观世界。

【病理与病证】

感觉器官的病变分为功能性和器质性 2 类。功能性病变指感觉器官本身无结构上的异常，但有眼而视不明，有鼻而不知香嗅，耳虽全而不闻五音，为舌者莫辨五味，多因疲劳、炎症、各种梗阻等所致，最常见的原因还有其他疾病，尤其是全身疾病所致，如糖尿病眼病，渐进性耳聋，脑肿瘤所致失明，脑出血导致感觉功能丧失等。器质性病变是感觉器官的实质性损害或畸形，可因先天，也可因后天所致，先天因素所致者大多不可逆转，临床以手术治疗为主；后天因素主要有外伤、感染、变态反应、药物毒副作用、肿瘤等。虽然各感受器均可患病，但临床所见则以眼、耳、鼻及副鼻窦等器官的病变为主。

目前在临床上，运用足反射疗法治疗的感觉系统病证主要有：耳鸣、耳聋，慢性鼻炎、过敏性鼻炎、鼻出血、鼻窦炎，近视、老花眼、共同性斜视、青光眼、老年性白内障、中心性视网膜炎，头痛、偏头痛、眩晕等。

【治疗】

1. 操作部位的选取

（1）足反射区的选取

基本反射区：肾、输尿管、膀胱（可加尿道）。主要作用为排毒解毒。此为常规起式，每病必用。

主要反射区：眼、耳、内耳迷路、前额、鼻。

关联反射区：①中枢脑反射区：头部（大脑）、前额、小脑及脑干、内耳迷路、三叉神经等。刺激与作用于整个大脑及其分区，有助于感觉的调控，为治本之法。②神经体液调节反射区：上下身淋巴腺、脾、扁桃腺、胸部淋巴腺、肾上腺、生殖腺、甲状腺、甲状旁腺。广泛参与神经系统的调节，改善与协调神经系统功能。③传统中医反射区：心、肝、脾、肺、肾、胆等。五官应五脏，并调节神志与疏泄。

（2）传统中医足部穴位　气端（足十趾端，与十宣相对应）、八风（足背五趾间纹端）、涌泉、太溪、太冲、三阴交、承山、承筋、然谷、公孙、光明等穴。

功能是强筋壮骨，调节阴阳，交通心肾，明目去翳。

2. 步骤

（1）双足放松与保健同神经系统。

（2）肾、输尿管、膀胱反射区操作同神经系统。

（3）从拇趾起依次经第 2、3、4 趾至小趾，以拇指和食指相对分别逐一对其进行搓摩、捏、捻、纵向拔伸、背伸和跖曲，并掐其各趾之气端和八风穴（所有操作完毕为 1 遍），共操作 5～8 遍。继以两手拇、食指分别捏握住相邻两趾，逐趾间向相反方向掰（扳）3～5 次，每次均应达其极限位，后以一手虎口卡于五趾之下，务必使其在一条线上，另一手握其五趾，尽力使其内收。

（4）取病变部位相应反射区，如眼病取眼反射区、耳病取耳反射区、鼻病取鼻及鼻窦反射区等。可取病变同侧，也可取对侧。以一手固握之，另一手行点、按、推、揉、刮、叩击等手法，以局部松软或潮红为度，约 10 分钟。

（5）以捏、掐、揉、点按等手法反复刺激大脑、垂体、小脑及脑干、前额、内耳迷路及三叉神经等反射区，用力遵循虚证轻、实证重的原则，时间 3～5 分钟。

（6）按虚补实泻的原则，刺激与神经体液相关的各反射区，时间 3～5 分钟。

（7）一手拇、食指相对捏其感官反射区，另一手拇指按其中医所属脏腑，如一手捏小趾端（耳），另一手拇指按肾反射区；一手捏拇趾端（眼），另一手按肝反射区；一手按拇趾端下（鼻），另一手按肺反射区，两手同时用力协调揉按 1～2 分钟。

（8）辨证选择传统中医足部穴位，按补虚泻实的原则，行揉、点、按、振等操作，如肝火上炎、肝阳上亢之目赤、头晕取肝经之行间、太冲，施以泻法；肾虚之耳鸣、耳聋取涌泉、太溪、大钟等，每穴点约 20 下。

（9）足部放松与疏理同神经系统。

第十章　足反射疗法美容与保健

第一节　损容性疾病治疗

一、雀斑

雀斑是一种常见的皮肤上出现黄褐色斑点的遗传性肤病。中西医同名。其特征为面部有状若芝麻散在，如雀卵色的色素沉着斑点。多见于面部，尤以鼻部和眶下为多，有遗传倾向。

本病多见于皮肤较白的女性，男性也可累及。一般多自学龄前即可少数发生，到青春发育期皮损明显增多，成年后多停止发展。

【病因病理】

本病多为先天肾水不足，阴虚火邪上炎，日晒热毒内蕴，郁于皮内所致。

现代西医学认为雀斑的病因尚未完全清楚。一般认为雀斑是一种遗传性皮肤病，为常染色体显性遗传，即由母亲或父亲遗传而来。雀斑发生在皮肤的表皮与真皮交界处，皮损处黑色素细胞并不增多，但经日光或其他含紫外线的光线照射后，能迅速产生黑色素，使黑色素颗粒粗大，黑色素堆积，因而紫外线对雀斑的发生起主要作用。雀斑的发生还与神经、内分泌、维生素、电解质等因素有关。

【临床表现】

本病多见于女性。一般多自学龄前即可少数发生，到青春发育期皮损明显增多。皮损为针头至米粒大小的圆形或椭圆形的淡褐色至褐黑色斑点，数目从数个、数十个到百个以上不等，散在分布而不融合。边界清楚，不高出皮面。表面光滑，亦无脱屑。夏季日晒后显著，冬季避晒减轻。

本病多见于面部，颈部、手臂、手背、小腿亦可累及，甚至腰背、胸胁亦可有零星分散的褐色斑点。但手掌、足底无损害，也不见于黏膜。无任何自觉症状。

【治疗】

1. 足反射疗法

（1）反射区的选取

基本反射区：肾、输尿管、膀胱（可加尿道）。

主要反射区：头部（大脑）、颈项、肩、肘、心、肺、垂体。

关联反射区：甲状腺、甲状旁腺、脾、胃、肠、肾上腺、腹腔神经丛、生殖腺、胸部淋巴腺、上下身淋巴腺、肝、胆囊。

加减：①肺经血热：取头部（大脑）、肺、大肠、肝、胆囊、脾、胃、大肠、小肠、十二指肠。②内分泌失调：头部（大脑）、垂体、肾上腺、甲状腺、生殖腺、胸部淋巴腺、上身淋巴腺。

（2）操作方法　全足常规按摩1遍，约15～20分钟，中等力度。重点加强病变反射区和相关反射区20分钟，每次选择5～6个反射区，重手法，每个反射区2～3分钟。每天1次，10天为1个疗程，各疗程间隔1～2天，可治疗3～5个疗程。

2. 其他疗法

（1）内治　①阴虚内热肝肾不足证：治宜养阴清热，补益肝肾。药用生地、玄参、麦冬、黄精、枸杞、芦根、黄柏、知母、生甘草。②成药、验方：首乌片或新六味片，每次5片，每日3次。或知柏地黄丸，每次4.5g，每日2次。

（2）外治　①黄柏霜或3%氢醌霜，涂于患处。②去雀斑法：先用肥皂洗去皮损状油腻，再用尖头木棒，卷上极薄的一层棉花，蘸60%三氯醋酸点患处，见起白色即可。再用吸水纸吸干，有1～2小时烧灼感，禁止洗面揩去，待痂盖自然脱落。2周后可重复使用。因可能损伤皮肤，需慎重。③火针疗法：先在患处常规消毒后再涂麻沸散液局部麻醉，约过10分钟后即可开始点刺。在点刺前，将针在酒精灯上烧到针尖端发红时，对准斑点迅速点刺，斑点立变灰白色后结痂，过10～15天结痂自行脱落，斑点消除，不留疤痕。

【预防与调护】

1. 本病遗传倾向明显，不宜滥用外用药物。为美容起见，若采用外治方法，必须在医师指导下进行，否则易引起意外伤害和过敏反应。

2. 做到精神乐观，心情舒畅，避免日光直接照射。

3. 多吃含有丰富维生素的食物，如新鲜蔬菜、水果等。

二、黄褐斑

黄褐斑又称肝斑、蝴蝶斑，常见于面颊、鼻翼两侧及前额下部。其形态多呈不规则的片状，为黄褐色的色素沉着斑，分布对称，形似蝴蝶状。斑的表面光滑无皮屑，既不痒亦不疼痛，其色泽随季节而变化，一般冬季变浅夏季加深。男女皆可发病，多见于中、青年女性，以青春期后、妊娠期妇女发病为多。此外，患肝脏疾病、结核、贫血、慢性盆腔炎，或其他慢性消耗性疾病时，也可能产生黄褐斑。此病虽无任何局部不适或全身症状，但有碍美观，给患者带来很大烦恼和精神负担。

黄褐斑属中医"面尘"、"黧黑斑"的范畴。历代医籍中对其论述颇多。如《外科证治全书·面部证治》就有"面色如尘垢，日久煤黑，形枯不泽，或起大小黑斑，与面肤相平"的描述。实践证明，只要坚持足反射疗法治疗一段时间，确实能收到较好的效果。

【病因病理】

1. 肝郁内热　多同肝气郁结，日久化热，熏蒸于面而生。

2. 肝肾不足　冲任失调，肝肾不足，虚火上炎所致。

3. 气滞血瘀　慢性疾病，营卫失和，气滞血瘀而成。

4. 脾虚湿热　脾虚失健，湿热内生，熏蒸肌肤而致病。

现代西医学认为本病的发生与内分泌有关。妇女妊娠期多见，分娩后月经复来时即渐消失，此可能与孕激素水平增加有关；口服避孕药的妇女中，已证明是由于雌激素与孕激素的联合作用所致；一些慢性疾病，特别是女性生殖器疾病和月经不调、附件炎，以及肝病、结核病、内脏肿瘤、甲亢等患者中也常发生，推测与卵巢、垂体、甲状腺等内分泌因素有关。另外大多患者在夏季日晒后诱发或加重，因此说明与日光照射有一定的关系。

【临床表现】

皮损为黄褐色斑片，颜色深浅不一，浅黄色或咖啡色，大小不等，形态各异。散在或融合成片，圆形或条状，典型者呈蝴蝶状。分布在前额、颧部或面颊的两侧，也可见于颏部和上唇。皮损境界明显，颜色较淡且模糊不清，皮损常发展到一定程度即停止扩大。若因妊娠而发病者，多在妊娠4个月左右，在面部出现局限性、边界清楚的带状或蝴蝶状褐色斑片，分娩后可逐渐消失，但也可皮损不退，仅颜色稍淡而已。因慢性肝病、结核病、肿瘤、月经不调等也可出现黄褐色斑片，随病情的加重而色素加深，疾病减轻，色素变浅。

【治疗】

1. 足反射疗法

（1）反射区的选取

基本反射区：肾、输尿管、膀胱（可加尿道）。

主要反射区：头部（大脑）、心、肺、肝、胆囊、胃、肠。

关联反射区：垂体、肾上腺、甲状腺、甲状旁腺、生殖腺、腹腔神经丛。

加减：①肝郁内热证：肝、胆囊、胸、膈、肋骨。②肝肾不足证：肝、胆囊、肾、膀胱、胸椎、腰椎、骶骨。③气滞血瘀证：心、肝、胆囊、胸、肋骨、膈、胸部淋巴腺、上下身淋巴腺。④脾虚湿热证：脾、胃、肝、胆囊、十二指肠、横结肠、降结肠、乙状结肠、直肠、泌尿系统。

（2）操作方法　全足常规按摩 1 遍，20 分钟，中等力度。重点加强病变和相关反射区，每次选择 5～6 个反射区，重手法，每个反射区 2～3 分钟。前 1 周可以全足按摩，重点加强泌尿系统、消化系统，待排泄通畅以后再施以各种手法治疗。每次治疗的时间 30～40 分钟，喝温开水 300～500ml，每天 1 次，10 天为 1 疗程，间隔 1～2 天，可治疗 2～3 个疗程。

2. 其他疗法

（1）药物治疗

①内治

肝郁内热证：多见女性，伴有烦躁不安，胸胁胀满，面部烘热，口干，苔薄舌红，脉弦细。治宜疏肝清热。丹栀逍遥散加减。常用药物如：丹皮、栀子、柴胡、当归、赤芍、白芍、茯苓、白芷、白花蛇舌草、生甘草。

肝肾不足证：颜色褐黑，面色无华，伴有头昏耳鸣，腰膝酸软，苔薄舌淡，脉细。治宜补益肝肾。六味地黄丸加减。常用药物如：生地、熟地、山药、山萸肉、丹皮、泽泻、茯苓、仙灵脾、杞子、女贞子、旱莲草、白鲜皮。

气滞血瘀证：颜色灰褐，伴有慢性肝病，两胁胀痛，苔薄舌紫，或有瘀斑，脉弦细。治宜理气活血化瘀。桃红四物汤加减。常用药物如：桃仁、红花、生地、熟地、川芎、当归、白芍、白蒺藜、白菊花、白芷。

脾虚湿热证：颜色污黄，状如尘土附着，伴有纳呆，便秘，溲赤，苔黄腻，舌质红，脉滑数等。治宜健脾清热利湿。常用药物如：苍术、白术、黄柏、生苡仁、野赤豆、绿豆、白扁豆、山药、姜半夏、陈皮、块滑石、车前子。

②外治：玉容散（《外科证治全书》），甘松、山奈、茅香各 15g，白僵蚕、白及、白蔹、白附子、天花粉、绿豆粉各 30g，防风、零陵香、藁本各 9g，肥皂 9g，香白芷 30g，共研细末，每日蘸末擦面。或用 0.1%～0.5% 升汞酒精，或 3% 双氧水外擦，每日 3 次。

③单方验方：龙胆泻肝丸，每次 4.5g，每日 2 次，口服；杞菊地黄口服液，每次 1 支，每日 2 次，口服。

（2）毫针刺法

处方：在黄褐斑范围内取穴，或沿神经干取穴，如取鱼腰、太阳、颧髎等穴及鼻柱两旁局部。

操作：上述诸穴均用泻法，每周 2 次。

（3）耳穴放血疗法

处方：取耳前区之脾、内分泌、胃、皮质下和耳后区之疖肿穴（相当于肩胛穴与降压沟处）。

操作：根据病情选穴，每次只用一穴，交替使用。患者端坐，预先按摩耳廓使其充血，穴位常规消毒后，用消毒过的眼科 15 号小手术刀片，刺破表皮 0.1cm，放血 5～10 滴，再用消毒干棉球按压，贴以胶布保留 24 小时，并避免接触水，以防感染。隔日放血 1 次，15 次为 1 疗程，各疗程间隔 1 周。注意：妇女月经期、孕妇以及出凝血功能障碍者不宜使用本法。该法适用于青春期男女患者。

（4）皮肤针疗法

处方：分大椎、身柱、神道和至阳、筋缩、命门两组。

操作：两组穴位交替使用，每次取两穴（如大椎、至阳）。穴位局部常规消毒后，用左手拇、食两指将穴位用力捏起（防痛），右手持皮肤针中等力度叩刺，然后用火罐吸拔 20 分钟，必须拔出血液 2ml 左右，隔日 1 次。第 2 次治疗时取另一对穴位。

【预防与调护】

1. 少晒太阳，夏季可撑遮阳伞或面部擦防晒霜，以减少紫外线对皮肤的刺激。

2. 消除精神负担，保持心情舒畅。生活要规律，多饮水，多吃新鲜水果和蔬菜，少食辛辣等刺激性食物，保证足够的睡眠。

3. 口服或注射大剂量维生素 C，用量为每天 1～2g，疗程至少 2～3 月。

4. 选用一些具有祛斑美容作用的化妆品，如蛋白美容霜、祛斑粉刺霜。

5. 治疗慢性消耗性疾病，根治发病因素。

三、粉刺

粉刺是一种毛囊皮脂腺的慢性炎症性疾患。又称"肺风粉刺"、"酒刺"，俗称"暗疮"、"青春痘"。相当于西医所称的"寻常痤疮"。常见于青年男女，也见于一些中年妇女。其特征为散在颜面、胸、背等处的针头或米粒大小皮疹，如刺，可挤出白色碎米样粉汁，故称粉刺。

【病因病理】

1. 肺热血热　肺热熏蒸于上，血热蕴阻肌肤。

2. 肠胃湿热　过食辛辣肥滞甜腻之品，生湿生热，结于肠胃，不能下达，反而上逆，湿热阻于肌肤。

3. 脾失健运　运化失调，水湿内停，日久成痰，湿郁化热，湿热挟痰，凝滞肌肤。

现代西医学认为痤疮是一种多因素疾病，其发病机理目前尚未完全清楚。内分泌因素、皮脂的作用、毛囊内微生物是痤疮发病的主要因素。遗传也是本病发生的一个重要因素。此外，本病也与下列因素有关：饮食因素、生活不规律、睡眠不足、工作紧张、月经不调、血黏等。

【临床表现】

基本皮损为毛囊性丘疹，多数呈黑头粉刺样，周围色红，用手指挤压，有小米或米粒样白色脂栓排出；少数呈灰白色小丘疹，以后色红，顶部出现小脓疱，破溃出脓，愈后遗留暂时色素沉着或轻度凹陷疤痕；有的形成结节、脓肿、囊肿、疤痕等损害，以致破溃后形成多个窦道和疤痕，严重者呈橘皮样脸。临床常以一二种损害较为明显，油性皮脂溢出往往同时存在。

发病部位以颜面为多，其次为上胸、背部，亦可发生于上臂、臀部等其他部位，常对称分布。自觉稍有瘙痒或疼痛，病程缠绵，此起彼伏，有的可延数年或十数年。一般 30 岁左右可逐渐痊愈，但 30～50 岁，甚至 50 多岁亦可见到。

【治疗】

1. 足反射疗法

（1）反射区的选取

基本反射区：肾、输尿管、膀胱（可加尿道）。

主要反射区：头部（大脑）、垂体、肾上腺、上下身淋巴腺、胸部淋巴腺、肺、胃。

关联反射区：肝、胆囊、甲状腺、甲状旁腺、心、脾、前列腺或子宫、腹腔神经丛、肠道、肛门等。

加减：①肺热血热证：心、肺、大肠、小肠。②肠胃湿热证：胃、胰、肝、胆囊、十二指肠、大肠、小肠。③脾失健运证：脾、胃、肝、膈。伴肾阴不足：肾、膀胱、肝、胆囊、肺、大肠。伴冲任不调：肝、脾、肾、肾上腺、生殖腺、甲状旁腺、甲状腺、前列腺或子宫。

（2）操作方法　全足常规按摩 1 遍，约 15～20 分钟，中等力度。重点加强病变反射区和相关反射区 20 分钟，每次选择 5～6 个反射区，重手法，每个反射区 2～3分钟。每天 1 次，10 天为 1 疗程，各疗程间隔 1～2 天，可治疗 2～3 个疗程。

2. 其他疗法

（1）药物疗法

①内治

肺热血热证：表现皮损以红色丘疹为主，可有脓疱、红色结节。患处焮热疼痛，颜面潮红，舌质红，苔薄黄，脉细数或弦数。治宜凉血清热为主。选用枇杷清肺饮加减。常用药物如：人参叶、枇杷叶、桑白皮、黄柏、甘草、鱼腥草、白花蛇舌草、丹参、生地。若有脓疱者，加蒲公英、蚤休；有红色结节者，加夏枯草、浙贝；有大便秘结者，加大黄、枳实。

肠胃湿热证：表现为皮疹红肿，可有脓疱、结节，颜面油滑光亮，患处瘙痒、疼痛，伴有大便秘结，小便黄赤，纳呆腹胀，舌苔黄腻，脉滑数。治宜清热化湿通腑。选用茵陈蒿汤加味。常用药物如：绵茵陈、栀子、大黄、枳实、土茯苓、黄芩、黄柏、生地、甘草。若脓疱肿痛者，加蒲公英、金银花；纳呆腹胀者，加陈皮、青木香。

脾失健运证：表现为皮损色红不鲜，皮疹以脓疱、结节、囊肿、疤痕为主，伴有神疲乏力，纳差便溏，苔腻，脉滑等。治宜健脾利湿，清热化痰。选用参苓白术散合海藻玉壶汤加减。常用药物如：党参、茯苓、山药、生苡仁、海藻、昆布、浙贝、连翘、制半夏、甘草、夏枯草、白花蛇舌草。若缠绵日久、结节、囊肿、疤痕严重者，加莪术、川红花、牡蛎。

②外治

外搽：颠倒散洗剂或痤疮洗剂或三黄洗剂，每日3～5次。

外敷：结节、囊肿可用四黄膏或金黄膏或双柏散外敷，每日换药1次。

（2）体针疗法

①肺热血热证

处方：合谷　曲池　尺泽　大椎　肺俞　委中

②肠胃湿热证

处方：合谷　曲池　足三里　三阴交　血海　内庭

③脾失健运证

处方：脾俞　丰隆　合谷　足三里　三阴交

另外局部也多选用围刺之法。

（3）耳穴刺血疗法

处方：颊区、交感、内分泌、皮质下等穴位。

操作：速出血，隔天1次，10天为1疗程。

（4）挑治

在胸第1～12棘突下旁开0.5～3.0寸范围内，寻找阳性反应点，用三棱针挑刺，挑断皮下部分纤维组织，使之少量出血，隔日1次。

【预防与调护】

1. 经常用温水硫黄肥皂洗脸。

2. 严禁用手挤压粉刺。

3. 生活作息尽量有规律，要保证有充足睡眠，精神愉快。

4 不吃或少吃油腻、辛辣、糖类食品。

5. 多吃蔬菜、水果，多运动，保持大便通畅。

四、面瘫

面瘫是以斜口眼歪斜为主要症状的一种病证。又称"口歪"、"卒口僻"、"口眼歪斜"。

现代西医学把本病称为周围性面神经麻痹、Bell 麻痹、面神经炎。其临床表现为患侧面部肌肉运动障碍，发生口眼歪斜等。任何年龄均可发病，但以20～40岁居多，面部左右两侧的发病率大致相等，一年四季均可发病，尤以冬春季发病较多。

【病因病理】

多由络脉空虚，感受风邪，使面部经筋失养，肌肉纵缓不收所致。其病位在面部经络与心、肝、脾胃，临床所见以实证为主，或虚实兼见。

本病确切的病因尚未明了。一部分患者在着凉或头面部受冷风吹拂后发病，故认为可能是局部营养神经的血管因受冷而发生痉挛，导致神经缺血、水肿、受压迫而发病。茎乳孔内的骨膜炎也可产生面神经肿胀、受压、血循环障碍而致神经麻痹。病理变化主要为面神经水肿、髓鞘或轴突有不同程度的变性，以在茎乳孔和面神经管内的部分尤为显著。

【临床表现】

绝大多数急性起病，一侧面部表情肌突然瘫痪，可于数小时内达到高峰，部分病人发生瘫痪后的 1 周内，病情可能继续加重。有的病人在起病前几天有同侧耳后、耳内、乳突区或面部轻度疼痛，数日即消失。多数病人在清晨漱口时发现面颊动作不灵，水从患侧口角流出。患侧面部表情肌瘫痪，额纹消失，眼裂扩大，鼻唇沟变浅或消失，口角下垂，面部肌肉被牵向健侧。面部肌肉运动时，上述体征更为明显。患侧不能作皱额、蹙眉、闭目、露齿、鼓气、撅嘴等动作。进食时，食物常滞留于患侧的齿颊间隙内，并常有口水自该侧流下。泪点随下睑而外翻，使泪液不能正常吸收而外溢。

一部分病人可有患侧的前 2/3 舌部味觉减退，听觉过敏，患侧乳突部以及外耳道或鼓膜中出现疱疹，或患侧泪液分泌减少和面部出汗障碍等。

面瘫如恢复不完全时，常可产生瘫痪肌的挛缩、面肌痉挛或联带运动。

本病通常在起病1～2周内开始恢复，大约75％的病人在几周内可基本恢复正常。

【治疗】

1. 足反射疗法

（1）反射区的选取

基本反射区：肾、输尿管、膀胱（可加尿道）。

主要反射区：头部（大脑）、小脑及脑干、三叉神经、眼、鼻、上下颌、耳。

关联反射区：心、肺、胸部淋巴腺、内耳迷路、脊柱、垂体、甲状腺、甲状旁腺。

加减：①中枢性：头部（大脑）、小脑及脑干、三叉神经、上颌、眼、甲状腺旁腺。②周围性：脊柱、生殖腺、小脑及脑干、内耳迷路、三叉神经。

（2）操作方法　全足常规按摩1遍，约15～20分钟，中等力度。重点加强病变反射区和相关反射区20分钟，每次选择5～6个反射区，重手法，每个反射区2～3分钟。每天1次，10天为1疗程，各疗程间隔1～2天，可治疗2～3个疗程。

2. 其他疗法

（1）**体针疗法**

　　处方：主穴：风池　翳风　阳白　攒竹　丝竹空　四白　地仓　颊车　颧髎
　　　　　合谷

　　　　　配穴：露睛加攒竹或鱼腰，鼻唇沟变浅者加迎香，流泪加迎香透四白，
　　　　　人中沟歪斜加水沟，颏唇沟歪斜加承浆，味觉消失、舌麻加廉泉。

（2）**刺络疗法**

　　处方：内地仓（于口腔内颊部内侧相对的仓穴之小静脉）

　　操作：用拇、食、中指将患侧口角颊部黏膜暴露，以三棱针点刺紫色小静脉，使之出血少许，每日1次，连续3～5次，停1次，再针。

（3）**电针疗法**

　　处方：主穴：颊车　下关　地仓　迎香　阳白　丝竹空　合谷

　　　　　配穴：翳风　承泣　巨髎　鱼腰　禾髎　太阳　行间　足三里　后溪
　　　　　外关

　　　　　经验穴：牵正（耳垂前0.5～1寸处）　下牵正（耳垂直下约5分处，
　　　　　在牵正穴的后下方）

　　操作：根据病情每次选用2～3对穴，上述穴位轮换交替使用。采用断续波或疏密波，刺激强度以面肌出现抽动，病人能耐受而不产生痛感，病人舒适为宜，每次通电15～20分钟，每日1次，10次为1疗程，疗程间隔休息3～5天。电针应于发病2周后使用，在急性炎症期不宜施用。

（4）**皮肤针疗法**

　　处方：阳白　太阳　四白　地仓　颊车　合谷

　　操作：用皮肤针叩刺，以局部微红为度，每日或隔日1次，10次为1疗程。此法适用于恢复期及后遗症。

（5）**拔罐**

　　操作：在面部涂以少量石蜡油或刮痧油，用小口径玻璃罐拔于面部，然后在面部患侧走罐，使局部充血为度。

（6）**穴位敷贴**

　　处方：颊车　地仓　颧髎　下关　阳白（患侧）

操作：将马钱子研成粉，取 0.3～0.6mg，置于膏药上或胶布上，贴在穴位处，隔 2～3 天换 1 张，一般需要换 4～5 次。

（7）指针疗法

处方：攒竹 阳白 鱼腰 四白 下关 颊车 水沟 地仓 迎香 风池 合谷

操作：用指切揉按结合手法，以双手拇指为主，食指为辅，双侧取穴，每穴揉按 5 分钟，上穴反复使用。每日 1 次，10 天为 1 疗程。

【预防与调护】

1. 本病以针灸治疗为主，可以配合热敷、理疗及按摩。

2. 注意起居，头面谨避风寒。忌过劳及避免不良精神刺激。

3. 伴有肢体或其他症状，或病情日久反剧者，需详审病因。

第二节　损形性疾病治疗

一、肥胖

肥胖是由于先天禀赋因素、过食肥甘以及久卧久坐、少劳等引起的以气虚痰湿偏盛为主，体重超过标准体重 20％以上，并多伴有头晕乏力、神疲懒言、少动气短等症状的一类病证。

现代社会由于饮食结构以及生活方式的变化，肥胖病发生有明显增加趋势，它是一种营养过剩的疾病，不仅患者有体弱无力、行动不便、动则气喘、心悸、怕热多汗或腰腿疼痛等症状，且多伴有血糖、血脂等代谢及内分泌系统功能异常，常并发或加重消渴、眩晕、头痛、胸痹心痛、痹证、胁痛等病证，而严重危害人类的健康。

本节主要讨论形体发胖，体重超出标准体重 20％以上，兼见气虚及痰湿偏重症状者。主要包括单纯性肥胖症中体质性肥胖症及获得性肥胖症。其继发于下丘脑病、垂体病、胰岛病及甲状腺功能减退症等的继发性肥胖症亦可参照本节进行辨证论治。

【病因病理】

肥胖的病位主要在脾与肌肉，但与肾气虚衰关系密切，亦与肝胆及心肺功能失调相关。其病性本虚以气虚为主，主要表现为脾肾气虚，可兼见心肺气虚及肝胆疏泄失调；其标实以痰浊膏脂为主，兼有水湿、瘀血、气滞等，临床虽常见本虚标实，但侧重各有不同。

本病初起，膏脂堆积较少，临床可无任何症状，随着膏脂、痰浊增多为患，兼有水湿、血瘀、气滞者，或侵心肺，扰肝胆，著肢体，不仅加速人体衰老，影响工作及正常生活，且可直接威胁人体的生命与健康。青少年、孕妇及产后肥胖，多为胃热滞脾，食欲亢进，过多水谷淤积体内，化为膏脂，且长期饮食不节，损伤脾胃，运化失常，湿浊内生，"脾恶湿"，湿浊进而阻碍脾气，水谷运化失司，加重湿浊内生，并可溢于肌肤，阻滞经络，或脾病及肾，脾肾阳虚，水湿运化无权，加重体内湿浊，淤脂泛溢肌肤而发肥胖。长期饮食不节，损伤脾胃，兼因中年以后脾气渐衰，不能散布水谷精微及运化水湿，致使湿浊停聚肌肤，人体臃肿不实。过食肥甘厚味，炙煿醇饮，损伤脾胃，湿热熏蒸，炼液为痰，痰浊膏脂淤积，致使形体肥胖，故有"肥人多痰"之说。肝郁日久，疏泄不利，气机不畅，精微物质不能布达，淤积成膏脂，聚集体内，停于肌肤而发为肥胖症。

现代西医学认为引起肥胖的原因虽可分为单纯性及继发性等多种，但从发病机理而论，又可归纳为内因、外因两种。内因为人体内在各种因素对脂肪代谢等调节失常所致，如遗传、神经、精神、物质代谢和内分泌失调等。外因主要由于饮食过多且丰富，及活动不多所引起，骨折、慢性肝炎、长期卧床休息亦能发生肥胖。此外也可因停止体育锻炼或体力劳动后发生。

【临床表现】

1. 超出标准体重 标准体重（kg）＝［身高（cm）－100］×0.9，若实际体重超过标准体重20％，排除肌肉发达或水分潴留因素，即可诊断肥胖。

2. 体重质量指数升高 体重质量指数＞24为肥胖症。

3. 伴随症状 神疲乏力，气短气喘，腹大胀满，苔厚腻，脉濡滑。

凡符合1或2项，兼见3项即可诊断。其单纯性肥胖症多见体质性肥胖症与获得性肥胖症。体质性肥胖症：又名幼年起病型肥胖症，有肥胖家族史，由于营养过剩自出生后半岁而肥胖直至成年，肥胖呈全身性分布，饮食控制和运动疗效差，对胰岛素不敏感。获得性肥胖症：又名成年起病型肥胖症，起病于20～25岁，与营养过剩及遗传因素有关，以四肢肥胖为主，饮食控制和运动疗效较好，对胰岛素较敏感。

【治疗】

1. 足反射疗法

（1）反射区的选取

基本反射区：肾、输尿管、膀胱（可加尿道）。

主要反射区：与消化系统、运动系统、内分泌系统、呼吸系统等相关的反射区。

关联反射区：头部（大脑）、小脑及脑干、上下身淋巴腺、胸部淋巴腺、免疫系统。

加减：①胃热滞脾证：垂体、甲状腺、胃、十二指肠、大肠、小肠、肝、胆囊、膈、肋骨等。②脾虚不运证：脾、胃、肝、胆囊、大肠、小肠、肛门。③痰浊内盛证：脾、胃、肺、大肠、小肠、胸部淋巴腺、食道。④脾肾阳虚证：肾、膀胱、脾、胃、肝、胆囊、生殖腺。⑤气滞血瘀证：心、肺、肝、胆囊、膈、胸、肋骨、大肠、小肠、肛门。

（2）操作方法　全足常规按摩1遍，15～20分钟，中等力度。重点加强病变反射区和相关反射区20分钟，每次选择5～6个反射区，重手法，每个反射区2～3分钟。做到抑制食欲、增加排泄。每天1次，10天为1疗程，各疗程间隔1～2天，可治疗5～8个疗程。

2. 其他疗法

（1）体针疗法

①胃热滞脾证：形肥多食，食欲亢进，胃脘灼痛嘈杂，得食则减，面色红润，舌红，苔黄腻，脉弦滑。

处方：梁丘　中脘　曲池　合谷　内庭　三阴交

②脾虚不运证：肥胖臃肿，乏力，身体困重，胸闷脘胀，四肢轻度浮肿，晨轻暮重，劳累后明显，舌淡胖，边有齿痕，苔薄白或白腻，脉濡细。

处方：脾俞　胃俞　肾俞　足三里　气海　关元

③痰浊内盛证：形盛体胖，痰涎壅盛，身体重着，肢体困倦，头晕目眩，呕不欲食，口干不欲饮，嗜食肥甘厚味，苔白腻或白滑，脉滑。

处方：脾俞　胃俞　肾俞　合谷　内庭　丰隆

④脾肾阳虚证：肥胖，颜面虚浮，气短乏力，自汗气喘，动则更甚，畏寒肢冷，下肢浮肿，舌淡胖，苔薄白，脉沉细。

处方：肾俞　脾俞　命门　三阴交　太溪

⑤气滞血瘀证：体形丰满，舌有瘀点、瘀斑，面色紫红或暗红，胸闷胁胀，心烦易怒，夜寐不安，舌暗红，脉沉弦或涩。

处方：膈俞　血海　三阴交　足三里　内关

（2）耳针疗法

处方：口　胃　脾　肺　神门　内分泌

操作：每次取2～3个耳穴，皮肤常规消毒后，埋入消毒揿针，并用胶布固定。夏季可埋2～4天，冬季5～7天。每当餐前或胃中饥饿时，在埋针处加压，以加强针感。

（3）辅助治疗　①应自觉限制饮食，特别是高能、高脂及过高营养食品的摄入。②多做体力劳动和合理的体育锻炼。

【预防与调护】

1. 首先必须使患者了解肥胖的危害性，认识到长期综合治疗的必要性，必须有信心、有耐心，主动地配合治疗。

2. 饮食结构宜低糖、低脂、低盐，提倡多纤维饮食，适当补充蛋白质和维生素等必要的营养物质；饮食习惯忌暴饮暴食，忌吃零食，宜细嚼慢咽，食量能少不多，尤以晚餐不宜多食。

3. 根据身体情况，选择散步、快走、慢跑、骑车、爬楼、游泳及各种家务劳动等适当运动，贵在持之以恒。

4. 减肥要循序渐进，使体重逐渐减轻，接近正常体重，不宜骤减，且不能降低体力。

二、消瘦

消瘦是指体重低于标准体重 20％以上而言。所谓标准体重，国际上通常采用 Broca 法计算，其公式如下：

标准体重（kg）＝［身高（cm）－100］×0.9（身高在 150cm 以上者）

消瘦可发生于任何年龄，多与遗传因素、精神因素、自身消化吸收功能、饮食习惯、内分泌疾病及慢性消耗性疾病有关。消瘦，中医文献中又称"羸瘦"、"脱形"、"大肉消脱"等。

【病因病理】

因先天不足，素体虚弱；或饮食偏嗜，饥饱无常，营养摄入不足；或情志抑郁，忧虑过度，致肝失疏泄，脾失健运，饮食营养不能化生气血；或恣情纵欲，耗损真阴，致肾精不足，精不化血，皆可导致气血亏虚，不能滋养肌肤，发为消瘦；或因胃热炽盛，肝火亢盛，虫积等导致。

现代西医学认为造成消瘦原因很多，如饮食习惯不良，长期操劳，营养不足，遗传因素，一些消化系统疾病、寄生虫病、神经性厌食、结核、甲状腺功能亢进、肿瘤等。

【临床表现】

1. 可发生于任何年龄，男女不限。

2. 体重低于标准体重 20％以上。

3. 可伴有消化系统、内分泌系统及慢性消耗性疾病。

4. 在正常生理状态下，有的人形体较瘦，但精神饱满，面色红润，舌脉如常，身无所苦者，不在此范围。

【治疗】

1. 足反射疗法

（1）反射区的选取

基本反射区：肾、输尿管、膀胱（可加尿道）。

主要反射区：脾、胰、小肠、回盲瓣、垂体、肾上腺、甲状腺、甲状旁腺。

关联反射区：肝、胆囊、胃、十二指肠、腹腔神经丛、大肠、胸部淋巴腺、上身淋巴腺、下身淋巴腺。

加减：①因内分泌失调、消化功能过快者，应对症治疗，检查是否患有慢性消耗性疾病，而针对性地选取相关反射区。②因小肠吸收功能障碍导致的消化不良：脾、胃、小肠、大肠、回盲瓣。

（2）操作方法　全足常规按摩1遍，约15～20分钟，中等力度。重点加强病变反射区和相关反射区20分钟，每次选择5～6个反射区，重手法，每个反射区2～3分钟。每天1次，10天为1疗程，各疗程间隔1～2天，可治疗5～8个疗程。

2. 其他疗法

（1）体针疗法

①脾胃亏虚证：全身消瘦，少气懒言，面容憔悴，食少纳呆，舌淡，边有齿痕，脉细无力。

处方：脾俞　胃俞　大肠俞　中脘　天枢　气海　足三里　章门　下巨虚

操作：均用补法，中等刺激，留针20～30分钟，在留针过程中可加用艾条温灸，每日1次，20次为1疗程。

②肝肾阴虚证：全身消瘦，心烦易怒，五心烦热，腰膝酸软，口干舌燥，颧红，盗汗，舌红苔少，脉细数。

处方：肝俞　肾俞　太溪　太冲　照海　关元　期门　脑空

操作：肝俞、太冲、期门用平补平泻，余用补法，留针20～30分钟，每日1次，20次为1疗程。

（2）灸法

处方：百会　中脘　关元　气海　肝俞　肾俞　脾俞　胃俞　足三里　三阴交　阿是穴

操作：每次选3～5穴用艾条悬灸，每穴5～10分钟，以局部潮红为度。每日1次。20次为1疗程。

（3）耳针疗法

处方：脾　胃　肝　肾　内分泌　肾上腺　皮质下　大肠　小肠

操作：耳穴压豆，两耳轮换，每日按压3～4次，隔日1次，10次为1疗程。

（4）皮肤针疗法

处方：胸椎5～12两侧夹脊　内关　脾俞　胃俞　天枢　中脘　足三里

操作：叩刺采取轻刺激手法，叩至皮肤潮红，每次20分钟，隔日1次，10次为1疗程。

（5）推拿疗法

处方：足三里　脾俞　胃俞　肝俞　肾俞　中脘

操作：用拇指指腹按揉以上诸穴，每穴按揉的时间为 1～2 分钟，采用中度刺激，每次 1 次，10 次为 1 疗程。

【预防与调护】

1. 改变不良饮食习惯，注意增加食物营养，多吃动植物蛋白和脂肪丰富的食品，如瘦肉、鸡蛋、鱼、大豆等。

2. 生活要有规律，不嗜烟酒，注意休息；坚持锻炼身体，以提高身体素质，增加食欲，促进消化吸收。

3. 积极治疗原发病，祛除病因。

三、小儿肌性斜颈

小儿肌性斜颈又称先天性斜颈、原发性斜颈，民间俗称斜头。其临床表现是以患儿头向患侧倾斜、前倾、颜面旋向健侧为其特点。患儿在出生后发现颈部一侧有菱形肿块（有的经半年左右肿块会自行消失），以后患侧胸锁乳突肌逐渐挛缩紧张，突出如条索状，继而头部倾斜。

小儿斜颈除极个别因脊柱畸形引起的骨性斜颈、视力障碍的代偿姿势性斜颈和颈部肌肉麻痹导致的神经性斜颈外，一般系指一侧胸锁乳突肌发生纤维挛缩而形成的肌性斜颈。

【病因病理】

肌性斜颈的病理主要是患侧胸锁乳突肌发生纤维性挛缩，起初可见纤维细胞增生和肌纤维变性，最终全部为结缔组织所代替。其病因尚未完全肯定，目前有以下几种说法：

1. 多数认为与损伤有关。分娩时一侧胸锁乳突肌因受产道或产钳挤压受伤出血，血肿机化形成挛缩。

2. 认为分娩时胎儿头位不正，阻碍一侧胸锁乳突肌血运供给，引起该肌缺血性改变，肌纤维水肿、坏死及继发性纤维增生，最后引起肌肉挛缩，造成肌性斜颈，畸形多在出生后 1 周或数周内发生。

3. 认为由于胎儿在子宫内头部向一侧偏斜所致，阻碍一侧胸锁乳突肌血运供应，引起该肌缺血性改变所致，而与生产过程无关。

4. 胚胎期发育异常。

【临床表现】

患儿在出生后 1～2 周内，颈部一侧可发现梭形肿物，呈椭圆形或条索状，底部稍可移动，以后患侧的胸锁乳突肌逐渐挛缩紧张，患儿头部向患侧倾斜而颜面部旋向健侧，当将患儿颈部向健侧转动时，肿块突出明显，头颈活动旋转受限。颈部伸直时出现患侧胸锁乳突肌紧张，少数患儿仅见患侧胸锁乳突肌在锁骨的附着点周围有骨疣样改变的硬块物。本病若不及时治疗，患侧胸锁颜面部的发育受影响，进而健侧颜面部产生适应性的改变，使颜面部大小不对称。晚期病例，一般伴有代偿性的上胸椎段脊柱侧弯，斜颈及继发畸形，往往不能自行纠正。

【治疗】

1. 足反射疗法

（1）反射区的选取

基本反射区：肾、输尿管、膀胱（可加尿道）。

主要反射区：颈项、斜方肌、颈椎。

关联反射区：肾上腺、甲状腺、甲状旁腺、生殖腺、心、脾、肝、胆囊、肠、头部（大脑）、小脑及脑干、垂体、肩、肩胛骨、内外髋关节、胸、肋骨、膈、脊柱。

加减：①供血不足型：心、脾、胃、肠、脊柱、肾上腺、生殖腺、小脑及脑干。②与损伤有关：肾上腺、生殖腺、甲状旁腺、甲状腺、头部（大脑）、小脑及脑干。③先天性畸形：肾上腺、肾、脊柱、头部（大脑）、小脑及脑干、心、脾。

（2）操作方法　小儿肌性斜颈多采用指端指腹按揉反射为主，初起力度轻、中度为宜，让小儿能接受。全足常规按摩1遍，约15～20分钟，中等力度为佳。重点加强病变反射区和相关反射区20分钟，每次选择5～6个反射区，重手法，每个反射区2～3分钟。每天1次，10天为1疗程，各疗程间隔1～2天，可治疗5～8个疗程。

2. 其他疗法

（1）推拿治疗　常用推拿手法：①患儿取仰卧位，医生在患侧的胸锁乳突肌施用三指揉法。②拿患侧胸锁乳突肌（桥弓穴）。③在患侧胸锁乳突肌（桥弓穴）处，用三指揉法。④配合小儿颈部被动运动，以向健侧侧弯，患侧旋转为主。

（2）手术矫正　年龄超过1岁以上者经长期保守治疗无效，或就诊较晚可行手术矫正。对于12岁以上者，虽然面部和颈部畸形难以矫正，但手术疗法仍可使面部等畸形有所改善。

【预防与调护】

1. 孕母应注意孕期检查，纠正不良胎位；孕期注意坐的姿势，不要屈腰压腹，防止对胎儿造成不良影响而致斜颈。

2. 矫正头位：家长在日常喂奶、怀抱、睡眠垫枕时，应采用与斜颈相反的方向，以矫正斜颈。

3. 小儿不宜过早直抱，防止发生姿势性斜颈。

4. **自我按摩**：家长在平时可用食、中、无名指指腹在小儿颈项患侧用揉法，以揉小儿患部肿结处为主。

四、中风

中风是指由于气血逆乱，产生风、火、痰、瘀，痹阻脑脉或络破血溢，以突然昏仆，不省人事，半身不遂，口舌歪斜，言语謇涩或不语，偏身麻木；或不经昏仆而仅以歪僻不遂为主要临床表现的病证，因其起病急骤，症状多端，变化迅速，与风之善行数变之特性相似，故名中风，又称"偏枯"、"卒中"等。

中风与西医学的脑血管病相似，主要包括缺血性和出血性两大类型，其中有脑血栓形成、脑栓塞、脑内出血、蛛网膜下腔出血等。不论是出血性还是缺血性脑血管病均可参考本病治疗。

【病因病理】

年老体弱、积损正衰；或因房室不节，劳累太过，肾阴不足，肝阳偏亢；或因体质肥胖，恣食甘腻，湿盛生痰，痰郁生热，这是致病的基本因素。更兼忧思、恼怒、嗜酒等诱因，均可导致经络脏腑功能失常，阴阳失调，气血逆乱，而发生中风。

如属肝风内动，痰浊瘀血阻滞经络，病位较浅，病情较轻，则仅见肢体麻木不遂，口歪语涩等经络证候，故称"中经络"。

如属风阳暴升，与痰火相夹，迫使血气并走于上，阴阳平衡严重失调，痰热蒙蔽心窍，病位较深，病情较重，则呈现肢体瘫痪、神昏、失语等脏腑证候，故称"中脏腑"。

中经络者，如反复发作，病情由轻转重，亦可出现中脏腑证候。中脏腑者，救治脱险，病情由重转轻，但多后遗经络证候。

【临床表现】

1. **中经络**　病情轻缓，证见半身不遂，麻木不仁，口眼歪斜，舌强语涩，神志尚清，多愁善怒，舌苔黄腻，脉象弦劲或缓滑。

2. **中脏腑**　病情重急，证见突然昏仆，神志不清，半身瘫痪，口歪流涎，舌强失语。根据病因病机不同，又可分为闭证和脱证。闭证：多因气火冲逆，血宛于上，肝风鸱张，痰浊壅盛。证见神志不清，牙关紧闭，两手握固，面赤，气粗，喉中痰鸣，声如拽锯，大便秘结，脉象滑数或弦滑。脱证：由于真气衰微、元阳暴脱所致。证见昏沉不醒，目合，口张，手撒，遗尿，鼻鼾、息微，四肢逆冷，脉细弱或沉伏。如见冷汗如油，面赤如妆，脉微欲绝或浮大无根，是真阳外越之象，为危候。

【治疗】

1. 足反射疗法

（1）反射区的选取

基本反射区：肾、输尿管、膀胱（可加尿道）。

主要反射区：心、头部（大脑）、小脑及脑干、内耳迷路、脊柱、患侧病变部位反射区。

关联反射区：肝、胆囊、脾、肺、肠、上下身淋巴腺、胸部淋巴腺、肾上腺、腹腔神经丛。

加减：①痰热腑实证：肝、胆囊、脾、肾、肠道、肛门、头部（大脑）、内耳迷路。②气虚血瘀证：心、小肠、膈、肝、胆囊、脾、胃、肺。③阴虚风动证：肾、膀胱、肝、胆囊、头部（大脑）、内耳迷路。

（2）操作方法　全足常规按摩 1 遍，15～20 分钟，中等力度。重点加强病变反射区和相关反射区 20 分钟，每次选择 5～6 个反射区，重手法，每个反射区 2～3 分钟。每天 1 次，10 天为 1 疗程，各疗程间隔 1～2 天，可治疗 5～8 个疗程。脑出血是禁忌证，待术后百日后方可施行足反射疗法。治疗时间一般为 40 分钟～1 小时，症状严重、体弱者时间以 15～20 分钟为宜。待症状缓解可增加治疗时间。

2. 其他疗法

（1）体针疗法

①中经络

半身不遂：上肢：肩髃　曲池　手三里　外关　合谷

　　　　　下肢：环跳　秩边　阳陵泉　足三里　解溪　昆仑

口角歪斜：地仓　颊车　合谷　内庭　太冲

②中脏腑

闭证：十二井穴　水沟　太冲　合谷　丰隆　劳宫

脱证：关元　神阙（隔盐灸）

（2）头针疗法

处方：

主穴：顶颞前斜线　顶旁 1 线　顶旁 2 线

配穴：语謇加颞前线。

操作：选用 28～30 号长 1.5～2.0 寸毫针，针与头皮呈 30°角快速入头皮下，捻转 2～3 分钟，每次留针 30 分钟，留针期间反复捻转 2～3 次。治疗时让患者活动身体，一般隔日 1 次。此法适用于中风后遗半身不遂的患者。

（3）耳针疗法

处方：肾　肝　心　皮质下　脑干　枕　额

操作：以毫针刺入，产生酸胀感，留针40分钟，留针期间，每隔10分钟捻针1次。或用压豆法。

（4）电针疗法

处方：根据瘫痪部位，可在头、上肢、下肢部各选两个穴位。

操作：用毫针针刺，得气后加电，用疏密波，电流强度以患者肌肉微颤为度。每次20分钟。

（5）眼针疗法

处方：上焦　下焦　肝　肾

操作：用32号5分毫针，平刺或斜刺，得气后留针15分钟。此法适用于中经络或后遗半身不遂初期的患者。

（6）治半身不遂外敷药方　穿山甲、大川乌头、红海蛤各100g，捣为末，每用15～20g，另将葱白捣汁和上药成饼，直径5cm，外敷左、右足心，再令其坐于密室，两足置于热水盆中，使其出汗，见下肢发麻停用。每周2次。

（7）治手足挛缩外洗方　槐枝、柳枝、椿枝、桑枝、白艾各50g，煎水3桶，浸泡手足至腕踝以上，每次15～20分钟，每日1次。

【预防与调护】

1. 重视中风先兆，一旦患者出现一侧肢体麻木、活动不利，头晕目眩，舌强，口角流涎等症状时，应积极进行各项检查，并进行预防治疗。

2. 加强护理是提高临床治愈率，减少合并症，降低死亡率和病残率的重要环节。在做好一般护理的基础上，急性期病人宜卧床休息，同时密切观察病情，重点注意神志、瞳神、气息、脉象等情况。若体温超过39℃，可物理降温，并警惕抽搐、呃逆、呕血及虚脱等变证的发生。保持呼吸道通畅，防止肺部、口腔、皮肤、会阴等部位感染，经常翻身，防止褥疮发生。

3. 加强功能锻炼。等病人神志清醒后，言语謇涩或不语者，即进行语言训练，语言康复必须要有耐心，掌握循序渐进的原则。病情稳定后，可配合各项功能训练，并指导病人自我锻炼，促进患肢功能的恢复。

第三节　常规足部反射区保健顺序

全足保健按摩：先按左足，后按右足。每足按摩的大致顺序是：足底→足内侧→足外侧→足背→小腿。在按摩每足之前和结束时都必须反复按摩基本反射区（肾、输尿、膀胱）5～7遍，时间共约3分钟。每个部位按摩的大致顺序如下。

足底反射区按摩顺序：前额、垂体、小脑及脑干、三叉神经、鼻、头部（大脑）、颈项、颈椎、眼、耳、甲状旁腺、甲状腺、斜方肌、肺及支气管、心、脾（右足肝、胆）、胃、胰、十二指肠、小肠、横结肠、降结肠、乙状结肠、直肠、肛门（右足小肠、盲肠、回盲瓣、升结肠）、生殖腺。

足内侧反射区按摩顺序：颈椎、胸椎、腰椎、骶骨及尾骨、臀部及坐骨神经（内侧）、前列腺或子宫、尿道、内髋关节、肛门与直肠。

足外侧反射区按摩顺序：外生殖腺、臀部及坐骨神经（外侧）、膝、肘、肩、肩胛骨、外髋关节、下腹部。

足背反射区按摩顺序：上下颌、扁桃腺、胸部淋巴腺（气管、食道）、内耳迷路、胸、膈、内外肋骨、上下身淋巴腺、腹股沟。

小腿部的按摩：以放松手法为主，可配合点压、按揉传统中医之腧穴如足三里、三阴交、阳陵泉和阴陵泉等。

以上按摩顺序是大致顺序，实际操作中不必完全拘泥。

附　篇

第一节　足反射疗法介质及相关用品、器具的选择和使用

足反射疗法主要是通过手法来刺激足部特定的反射区从而达到治疗和保健作用的一种外治疗法。在实施这一疗法的过程中，常常需要用到按摩介质和与之相关的用品、器具等，在实际运用过程中，合理选择与使用这些用品与器具具有十分重要的意义。我们应该尽可能选择有批准文号的产品，但也可根据实际情况自行制作。下面介绍足反射疗法介质及与之相关的常用用品、器具等。

一、足反射疗法介质

足反射疗法主要是对足反射区施以一定的按摩手法，在多数情况下必须用到按摩介质。按摩时，为了减少对皮肤的摩擦损伤，或者为了借助某些药物的辅助作用，可在按摩部位的皮肤上涂些液体、膏剂或洒些粉末，这些液体、膏剂或粉末统称为按摩介质。按摩时应用介质，在我国有悠久的历史。如《圣济总录》说："若疗伤寒以白膏摩体，手当千遍，药力乃行，则摩之用药，又不可不知也。"当按摩介质用于足反射疗法时，则可称之为足反射疗法介质。

足反射疗法介质一般多选择一些油性膏剂，习称足底按摩膏。操作前在需要按摩的部位先涂抹一些专用的足底按摩膏。大部分人的足部皮肤较粗糙，使用油性足底按摩膏对操作者的双手有保护作用。由于足部按摩手法的特殊性，使用油性足反射疗法介质有利于手法的操作运用，提高治疗效果。可见，常用的油性足底按摩膏主要是起保护皮肤及利于手法操作的作用。一些特制的足部按摩膏（油）中，因加入了维生素 E 及抗菌消炎的中西药物而具有滋养皮肤和杀虫止痒的作用。在实际应用中，应尽量选择有批准文号的产品。如果没有专用的足部按摩膏（油），也可以选用冬青膏（冬青油、薄荷脑、凡士林的混合物），或暂时选用医用白凡士林、液状石蜡油和麻油等。使用时，按摩膏（油）用量应适中，太少起不到润滑皮肤的作用，太多因太滑利反而不利于手法的操作，而且难于清洗。

在选用足反射疗法介质时，应根据不同的情况选择不同的足反射疗法介质，

对于患有足癣的人应加用咪康唑霜，而对于足部皲裂的人则可加用尿素霜，足部红肿疼痛者可选用冬青膏或在普通按摩膏（油）中加入活络油或红花油。

二、足反射疗法相关用品与器具

1. 按摩工具 实施足反射疗法除了采用双手进行按摩外，还可以借助于一些相关的按摩工具，常见的有足底按摩棒、按摩板和按摩槌等按摩工具，也包括足底健康步道、保健康复按摩鞋、按摩鞋垫等其他按摩工具。足部按摩工具种类较多，其中以按摩棒最为传统和常用。按摩棒有木质的、塑料的、牛角的、玉石的等多种，其作用基本一致，即以棒代指。木质按摩棒可自行制作，选用木质较硬的树木（如油茶树）的新鲜树枝用刀稍加削制即可。塑料的、牛角的按摩棒一般市面有售。玉石的按摩棒价格相对较贵而较少选用。在实施足反射疗法的过程中，如碰到足底特别受力或足部较硬、有老茧的患者，一般的技师手法刺激力度往往不够，此时可借助于按摩棒。使用按摩棒比较省力，但由于工具硬度强，患者不太容易接受，因此，一般情况下最好不使用。使用按摩棒具有操作简单和使用方便的特点，因此常用于自我保健。对于敏感度较弱的人可以使用按摩板。由于足部骨骼较多且比较浅薄，使用按摩工具时要注意力度不宜太大，擦上按摩膏（油）后使用容易打滑，此时尤应注意，以免伤及骨膜。使用按摩工具时，应注意尽量做到一人一用，或用前用后及时严格消毒，以防交叉感染。

2. 足浴工具 足浴工具是指采用药液浴足或足部按摩前用以泡足盛装药液或热水的工具。药液浴足可以起到药物的治疗作用，按摩前泡足可以起到清洗、湿润双足从而便于手法操作的作用。泡足工具可以是泡足盆或蒸足桶。泡足盆可以是传统木制泡足盆和现代多功能泡足盆。木制泡足盆构造简单，作用单一，价格也较低廉；现代的泡足工具除具有原有的功能外，又增加了电动按摩以及磁疗等功能，构造复杂化，作用综合化，价格也比较贵。蒸足桶较泡足盆高，既可以浴足又可以熏蒸小腿和膝关节。使用蒸足桶蒸足前应排空大小便，准备好开水及毛巾等所需用品。然后，将适量开水或煮好的药液趁热倒入桶内，把双足套入塑料袋，袋口向下盖住桶口，熏蒸数十分钟，待水温下降后再将双足浸泡水中搓洗。蒸足应在饭后 1 小时后进行，蒸足时应注意避免烫伤，蒸足后要喝温开水或生理盐水 300～500ml。体虚患者在蒸足过程中容易出现头晕不适，此时可提前结束。使用泡足盆、蒸足桶时应注意尽量做到一人一盆（桶）一消毒，如果不能做到，就应该先套上质量过关的一次性塑料袋，以防交叉感染。

3. 按摩巾 按摩巾主要用于按摩前擦干双足，按摩时垫足和包足保温，按摩结束后擦拭按摩膏（油），也可用于搓热足部，或在按摩结束后用热的按摩巾包足热敷然后擦拭，既可清洁足部，又可提高足反射疗法的效果。按摩巾宜用棉制品，大多选用市售的大小恰当的毛巾来代替。

4. 烫包　在按摩结束并清洗双足后，可用烫包烫熨足底，此时患者会觉得十分舒适和放松，尤其是在冬天。烫包可用棉布袋包好食盐包或生姜（多用老姜）加热后使用，或在袋内放些事先打碎的活血化瘀类中药。烫熨足底时注意防止烫伤皮肤。如果没有烫熨包，也可以使用湿热的毛巾进行湿热敷，这样既可清除足底按摩膏（油）清洁双足，又能加强手法的治疗效果，还可以减轻因手法刺激过度对局部造成的不良反应。烫熨足底后，注意告诉患者及时穿好鞋袜，以防吹风受寒。

5. 修脚刀　享誉海内外的扬州"三把刀"其中之一就是修脚刀，它是采用不锈钢特制的，常根据用途不同而做出不同的形状和规格，可以用来除老茧、修趾甲和去除足部鸡眼。在足部按摩前，如发现被按摩者趾甲过长，就可以用修脚刀帮助修剪，以免足部按摩时由于趾甲过长把手划破。在足部按摩过程中，遇到足部有较硬的老茧时，为了便于手法的操作，可以在泡（蒸、烫）完足后，用修脚刀把厚茧除掉。除茧时深浅要适度，不要把足部皮肤弄破，不可除茧太多，否则容易引起出血或局部疼痛。除茧后顾客会感非常舒适，同时还可以提高足部按摩的效果。修脚也是一门技巧性较强的技术，可先在竹筷或木筷上练习，待手法熟练后方可进行实际操作。用修脚刀修剪趾甲与老茧时一定要非常小心，切忌思想不集中或与人谈笑，如光线不好可补加事先准备好的专用灯，以增强光线，防止划破足趾或足底皮肤而导致出血和感染。

第二节　足浴法与足部药物贴敷、烫熨疗法

为了治病防病和预防保健，除了可以对足部反射区施以手法刺激外，还可以采用足浴疗法及药物疗法，或将三者酌情配合使用。所用药物多为中草药，它是利用中草药的特殊性味、功能，以敷、熨、浴、贴膏等方式作用于足部腧穴、反射区或全足，从而达到治病强身目的的方法。

一、足浴法

用水浴足以达到防治疾病的方法叫足浴法。我国人民很早就有浴足养生的良好习惯，温革的《琐碎录》中有"足是人之底，一夜一次洗"记载，苏轼的诗中也有"主人劝我洗足眠，到床不复闻钟鼓"。民间还有"足暖头凉，穷煞医生"的俗语。这些都说明足浴法对身体的好处。

足浴法可以分为清水足浴与药液足浴，清水足浴与药液足浴又可以分为冷水

（药液）足浴和热水（药液）足浴，高位足浴和低位足浴等。冷水（药液）足浴是以 10℃～20℃ 的清水或药液进行足浴，时间 10 秒至数分钟不等，多用来治疗足部多汗症，足部持久发凉及足部急性炎症等。热水（药液）足浴多采用 50℃ 左右的热水或药液，浸泡时间一般为 10～30 分钟，多用于治疗头痛、失眠及遗精等。伴有膝关节炎的患者可采用高位热药液足浴。临床上应用最广使用最方便的是热药液足浴法。足浴药液多采用中药煎剂。下面介绍一些常用的足浴中药处方。

养生保健足浴方 1

【组成】　千年健 15g，乌头 3g，天仙子 3g，桑枝 15g，艾叶 15g，硫黄 5g。

【用法】　取千年健等前五味药加水 1000ml，浸泡半小时后大火煮沸，继而文火煎煮 20 分钟左右，去渣取汁。加硫黄 2.5g 后趁热浴洗足部 20 分钟，每日 2 次。第二次洗浴时，应先将浴液加热，再加硫黄 2.5g。

【功效】　疏通经脉，祛风散寒，活血行气，温肾扶阳，强筋壮骨。

【应用】　常用于老年腰腿痛、足膝痿软无力等。对冠心病、心绞痛有较好的康复作用。长期使用还可以有效地提高中老年人的免疫功能，延缓衰老过程。

养生保健足浴方 2

【组成】　地龙 15g，山羊角 20g，罗布麻 10g，夏天无 15g，山楂 30g，芹菜叶 20g。

【用法】　以上六味加水 1000ml，文火煎煮 40 分钟，去渣取汁。趁热浴洗足部 20 分钟，每日 2 次。

【功效】　清热疏肝，活血通络，清肝明目，引火下行。

【应用】　用于提高老年人的机体免疫能力，延缓老年人衰老过程。

养生保健足浴方 3

【组成】　泽兰 15g，毛冬青 20g，桂枝 25g，硇砂 2g。

【用法】　以上前三味药加水 1000ml，文火煎煮 30 分钟，去渣取汁后加硇砂 1g 再煎 5 分钟，趁热浴洗足部。每次 20 分钟，每日 2 次。第二次浴洗时将浴液加热，同时再加硇砂 1g。

【功效】　活血化痰，行气祛痰，通经和络，强心益智。

【应用】　常用于预防老年性痴呆症的发生，须长期使用。

治风寒感冒方

【组成】　麻黄、桂枝、紫苏、荆芥、防风各15g，生姜10g。

【用法】　水煎5分钟，取汁趁热浸洗15分钟，每天2次。

【功效】　发汗解表。

【应用】　用于风寒感冒。

治风热感冒方

【组成】　银花、连翘各50g，桔梗、薄荷各30g，豆豉、大力子各20g，甘草10g。

【用法】　水煎10分钟，取汁趁热浸洗15分钟，每天2次。

【功效】　辛凉解表。

【应用】　用于风热感冒。

预防感冒方

【组成】　贯众叶、防风各30g。

【用法】　水煎10分钟，取汁趁热浸洗15分钟，每天2次。

【功效】　发汗解表祛风。

【应用】　用于预防和治疗感冒。

治高血压方

【组成】　钩藤、吴茱萸、蔓荆子、牛膝各30g，磁石、石决明各50g。

【用法】　磁石、石决明先煎30分钟，取汁后加入其他中药再煎15分钟，去渣取汁趁热浸洗10分钟，每天2次。

【功效】　平肝熄风。

【应用】　用于治疗高血压。

治 失 眠 方

【组成】　磁石50g，酸枣仁、柏子仁各30g，当归、夜交藤各15g。

【用法】　水煎 10 分钟，取汁趁热浸洗 15 分钟，每天 1 次，睡前使用，洗后入睡或配合足部手法治疗。

【功效】　养血镇静安神。

【应用】　用于治疗失眠。

治 痛 经 方

【组成】　益母草、乳香、没药、血竭各 20g，延胡索、香附各 10g，艾叶 5g。

【用法】　水煎 10 分钟，取汁趁热浸洗 15 分钟，每天 2 次。

【功效】　温经活血止痛。

【应用】　用于治疗痛经。

治足癣方 1

【组成】　土槿皮、荆芥、百部、白花蛇舌草、蛇床子、白鲜皮、五倍子、地肤子、苦参各 30g，黄柏、黄芩、泽泻各 15g。

【用法】　将上药水煎去渣取汁趁热浸洗，每次半个小时以上。

【功效】　杀虫除癣，抑菌止痒。

【应用】　常用于足癣瘙痒。

治足癣方 2

【组成】　马齿苋、五倍子各 50g，白鲜皮、地肤子、苦参、龙胆草、赤小豆、茵陈蒿各 30g。

【用法】　将上药水煎去渣取汁趁热浸洗，每次半个小时以上。

【功效】　杀虫除癣止痒。

【应用】　用于足癣瘙痒而糜烂发白。

治 足 气 方

【组成】　苦参、丹参各 30g，刺蒺藜、银花各 15g，猪胆 1 个。

【用法】　将上药水煎去渣取汁加猪胆汁，趁热先熏后洗，每次半个小时以上。

【功效】　清热祛湿止痒。
【应用】　用于湿热足气。

润　肌　方

【组成】　荆芥、防风、桃仁、红花、当归各 15g，生地 30g。
【用法】　水煎趁热浸洗，每次半个小时左右。
【功效】　滋润肌肤。
【应用】　用于预防和治疗足部皲裂。

治足冻疮方

【组成】　新鲜或晒干茄树根 4～5 根。
【用法】　水煎 10 分钟，取汁趁热浸洗 10 分钟，每天 3 次，连用 1 周。
【功效】　活血通络。
【应用】　用于预防和治疗足部冻疮。

二、足部药物贴敷疗法

足部药物贴敷疗法，是指将药物研末后制成药饼或药糊贴敷于足部相关特定部位用以防治疾病的治疗方法。如将附子捣烂贴于涌泉穴，可治疗咳血量多，或真阳不足引起的手足厥冷、脉微欲绝的危重症候。将吴茱萸研细末，加米醋研成极细泥糊状，贴敷于双侧涌泉穴，24 小时之内不间断用药（药糊干燥后即行更换），连续使用 3 天，对高血压患者有降压作用，对口腔溃疡也有特效。将朱砂、黄连各 2 份，吴茱萸 1 份，共研细末，加米醋研成极细泥糊状，临睡前贴敷于双侧涌泉穴，可以治疗失眠和高血压。对于失眠患者，如没有药饼或药糊，也可用代温灸膏贴敷于足部双侧涌泉穴，也有一定疗效。

三、足部药物烫熨疗法

足部药物烫熨疗法，是指将药物打碎装袋加热后烫熨足部从而达到治疗目的的治疗方法。通常是将食盐炒热或老姜蒸热来烫熨足部，具有较好的保健作用。也可采用胡椒或复方中药。药袋加热的方法可采用蒸、煮或微波炉加热等方法。常用的复方中药可选用红花、钻地风各 10g，香樟木、苏木各 50g，老紫草、伸筋草、千年健、桂枝、豨莶草、路路通各 15g，宣木瓜、乳香、没药各 10g，打碎装袋加热烫熨足底，具有较好的保健作用。

第三节 从业人员的注意事项

一、预防交叉感染

足反射疗法施行场所交叉感染的产生，严重影响这一疗法的推广应用。因此如何防止交叉感染这一问题，在足部保健按摩中，从业人员必须高度重视。交叉感染包括顾客与顾客、顾客与操作者之间的传染。最容易发生的交叉感染是霉菌、真菌等引起的足癣和手癣等。其产生主要是由于共用不干净的器具引起。如何预防交叉感染？我们可以从以下几个方面入手。

1. 严禁共用器具 足反射疗法施行场所的各种共用器具常常可能成为交叉感染源，这些器具包括洗足盆、按摩巾、毛巾、拖鞋、按摩棒、按摩膏等。为了避免交叉感染，我们可以采取以下方法：①在洗足盆上套一个质量可靠的一次性薄膜袋，然后再倒入中药水或热水，严格做到一人一袋。②按摩巾、毛巾、拖鞋、按摩棒、按摩膏等一人一换，或用后严格消毒。拖鞋最好使用一次性拖鞋。③如足反射疗法师患有足癣和手癣等，则暂时不能从业，必须等治愈后方可从业。

2. 严格消毒 前来接受足反射疗法保健的人员混杂，其中不可避免会有足癣和手癣的患者，这就要求我们必须认真做好灭菌消毒工作。灭菌消毒主要是对共用器具的消毒，如共用的洗足盆、毛巾、拖鞋、按摩棒、按摩膏等的消毒，同时还包括足反射疗法师的双手以及空气消毒等。常用的消毒方法有高压消毒、紫外线消毒、消毒液浸泡消毒等。临床中可酌情选用不同的消毒方法进行消毒。

3. 注意用药 有人提倡按摩前，无论被按摩者双足是否有皮肤病，一律涂上"癣敌软膏"，如果条件允许，这样做亦未尝不可。如果条件不允许，碰到已经明确或疑似有足癣或手癣等皮肤病的顾客，则必须外用"癣敌软膏"。

实践证明，只要重视和认真做好消毒预防工作，足部保健按摩中的交叉感染问题是肯定能够得以解决的。

二、防止职业病的形成

1. 手癣与足癣 如果消毒不严，从业人员不加强自我保护，足反射疗法师很容易被霉菌感染，从而引起手癣与足癣，甚至出现灰指甲。预防方法除了上述提到注意用药外，主要是在操作后应及时洗手，洗手方法必须正确，洗手液质量必须过关。

2. 肩肘痛与颈椎病 足反射疗法师在操作时手臂用力大，加之操作时常需低头，时间一长，容易引起肩肘痛与颈痛，严重时会发生网球肘、肩周炎和颈椎病。预防方法主要是在进行手法操作时，应注意不要抬肩或耸肩，不要养成操作时低头的习惯，肩肘及头颈部尽量放松。经常活动颈部，注意休息，如颈部疲劳时可互相按摩。

3. 腰痛　足反射疗法师操作时用力大，而且其发力部位主要来于腰部，如果过度疲劳，或操作时所用的凳子高度不适宜，或操作时姿势不正确，则容易产生腰痛。有些足反射疗法师所用的凳子太矮，坐下操作时会不可避免地要低头弯腰，有人在操作时，手动腰也跟着动，每按摩一下，腰部跟着动一下，这些情况都容易引起腰肌劳损。预防方法：①注意休息；②选择高矮合适的凳子；③从业人员在操作时不要手动身体也动，注意全身放松。

三、注意手部保养

足反射疗法多采用双手操作，如果专门从事足反射疗法师这一职业，则应注意手部保养。经常给别人按摩，手指背面，尤其是手指背面的食指和拇指的指间关节面容易起老茧，影响美观，这种现象难以避免，但如果多采用拇指螺纹面行推法或揉法，则可减少老茧的形成。如果老茧已经形成且较厚时，可以用修足刀适当修掉一些。当足底皮肤粗糙或足底有老茧的顾客前来按摩时，应该令其泡浴时间适当延长，按摩前修去部分老茧，按摩时稍稍多涂些油膏，这样可以减少足反射疗法师手指与顾客足部皮肤的摩擦，延缓老茧的形成。此外，还可以经常在手部擦些润肤霜或润肤膏。手部保养还要防止手指损伤，操作时注意用力不要过猛，以免损伤手部与腕部关节，造成关节骨质增生、关节炎或腱鞘炎。操作完毕后宜用温水或热水洗手，避免使用凉水，有条件者可用活血化瘀的中药洗剂。

参 考 文 献

1. （美）克里斯廷·伊塞尔（Christine Issel）著；杭雄文，等译．反射学的技艺、科学与历史．南京：江苏科学技术出版社，1995

2. 杭雄文编．足部反射区健康法学习手册．南京：江苏科学技术出版社，1993

3. 周新主编．足疗临床手册．北京：中国医药科技出版社，2003

4. 任全主编．足疗．北京：中国建材工业出版社，2003

5. 柏树令．系统解剖学．第六版．北京：人民卫生出版社，2005

6. 陈慰峰．医学免疫学．第三版．北京：人民卫生出版社，2000

7. 周信文主编．手足反射区保健按摩．上海：上海中医药大学出版社，2003

8. 劳动和社会保障部教材办公室组织编写．足部按摩师．北京：中国劳动和社会保障出版社，2002

9. 胡献国，等编著．百病足疗900方．北京：中国中医药出版社，1997

附录一 手法彩图

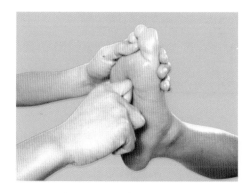

附图 1-1-1 单食指扣拳法

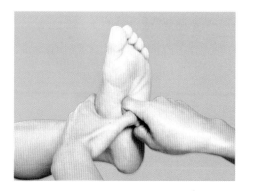

附图 1-1-2 单食指扣拳法

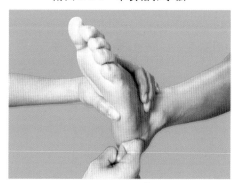

附图 1-1-3 单食指扣拳法

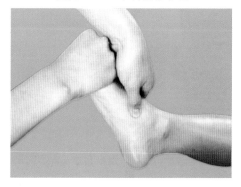

附图 1-2 单拇指指腹按压法

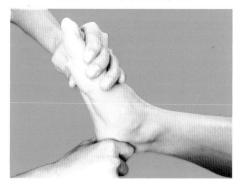

附图 1-3 单食指桡侧刮压法

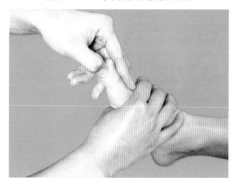

附图 1-4 拇指尖端施压法

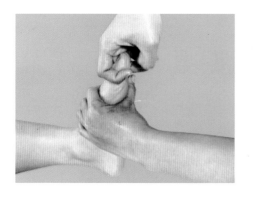

附图 1-5 双指钳法

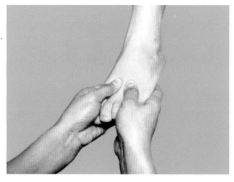

附图 1-6 双拇指指腹推压法

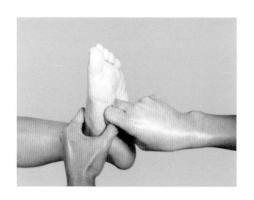

附图 1-7-1 双指扣拳法

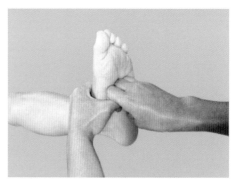

附图 1-7-2 三指扣拳法

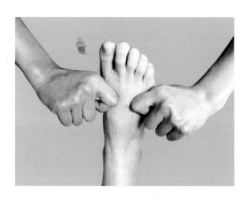

附图 1-8 双食指刮压法

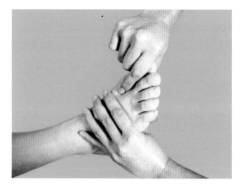

附图 1-9-1 单食指推压法

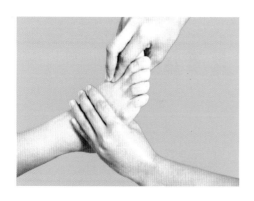

附图 1-9-2　单食指推压法

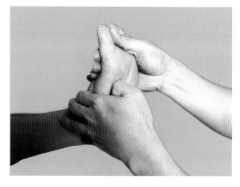

附图 1-10-1　拇指扣拳法

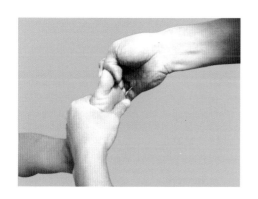

附图 1-10-2　拇指扣拳法

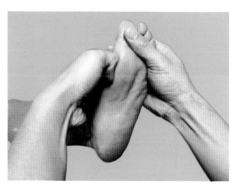

附图 1-10-3　拇指扣拳法

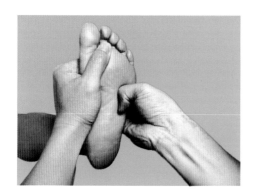

附图 1-10-4　拇指扣拳法

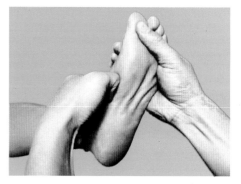

附图 1-10-5　拇指扣拳法

附录二 足底反射区图

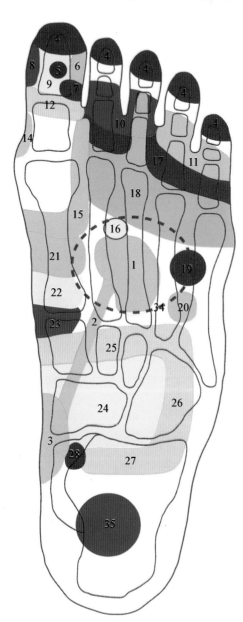

1.肾反射区
2.输尿管反射区
3.膀胱反射区
4.前额反射区
5.垂体反射区
6.三叉神经反射区
7.小脑及脑干反射区
8.鼻反射区
9.头部（大脑）反射区
10.眼反射区
11.耳反射区
12.颈项反射区
14.甲状旁腺反射区
15.甲状腺反射区
16.肾上腺反射区
17.斜方肌反射区
18.肺及支气管反射区
19.心反射区
20.脾反射区
21.胃反射区
22.胰反射区
23.十二指肠反射区
24.小肠反射区
25.横结肠反射区
26.降结肠反射区
27.乙状结肠及直肠反射区
28.肛门反射区
34.腹腔神经丛反射区
35.生殖腺反射区

附图 2-1 左足底反射区图

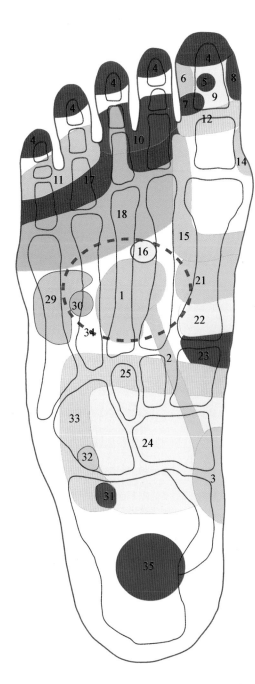

1.肾反射区
2.输尿管反射区
3.膀胱反射区
4.前额反射区
5.垂体反射区
6.三叉神经反射区
7.小脑及脑干反射区
8.鼻反射区
9.头部（大脑）反射区
10.眼反射区
11.耳反射区
12.颈项反射区
14.甲状旁腺反射区
15.甲状腺反射区
16.肾上腺反射区
17.斜方肌反射区
18.肺及支气管反射区
21.胃反射区
22.胰反射区
23.十二指肠反射区
24.小肠反射区
25.横结肠反射区
29.肝反射区
30.胆囊反射区
31.盲肠(及阑尾)反射区
32.回盲瓣反射区
33.升结肠反射区
34.腹腔神经丛反射区
35.生殖腺反射区

附图 2-2　右足底反射区图

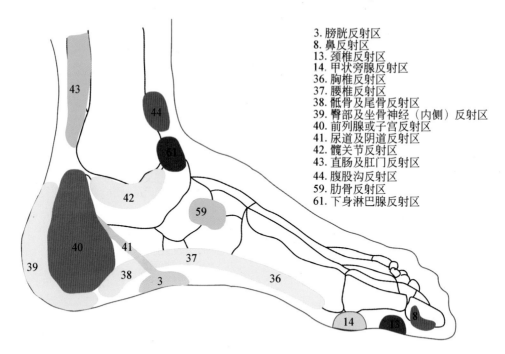

3. 膀胱反射区
8. 鼻反射区
13. 颈椎反射区
14. 甲状旁腺反射区
36. 胸椎反射区
37. 腰椎反射区
38. 骶骨及尾骨反射区
39. 臀部及坐骨神经（内侧）反射区
40. 前列腺或子宫反射区
41. 尿道及阴道反射区
42. 髋关节反射区
43. 直肠及肛门反射区
44. 腹股沟反射区
59. 肋骨反射区
61. 下身淋巴腺反射区

附图 2-3　脚内侧反射区图

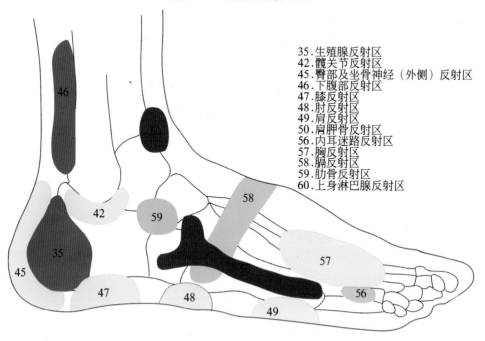

35. 生殖腺反射区
42. 髋关节反射区
45. 臀部及坐骨神经（外侧）反射区
46. 下腹部反射区
47. 膝反射区
48. 肘反射区
49. 肩反射区
50. 肩胛骨反射区
56. 内耳迷路反射区
57. 胸反射区
58. 膈反射区
59. 肋骨反射区
60. 上身淋巴腺反射区

附图 2-4　脚外侧反射区图

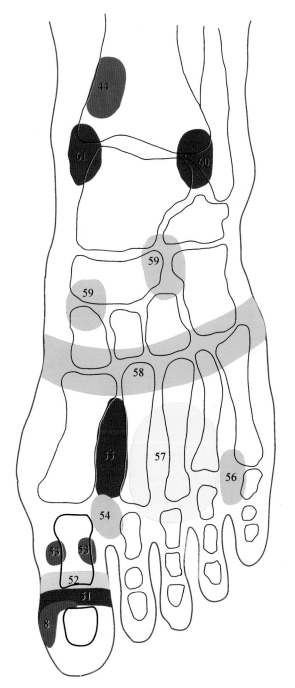

8.鼻反射区
44.腹股沟反射区
51.上颌反射区
52.下颌反射区
53.扁桃腺反射区
54.喉与气管及食管反射区
55.胸部淋巴腺反射区
56.内耳迷路反射区
57.胸反射区
58.膈反射区
59.肋骨反射区
60.上身淋巴腺反射区
61.下身淋巴腺反射区

附图 2-5 脚背反射区图